Roswitha Schwab
Ulrike Walburg

Beunruhigende Befunde in der Schwangerschaft

Ein Ratgeber
zur Pränataldiagnostik

IRISIANA

Die Inhalte des Buches wurden von den Verfasserinnen nach bestem Wissen erstellt und mit größtmöglicher Sorgfalt geprüft. Sie bieten jedoch keinen Ersatz für eine kompetente medizinische Beratung. Weder Autorinnen noch Verlag können für eventuelle Nachteile oder Schäden, die aus den im Buch gegebenen Hinweisen resultieren, eine Haftung übernehmen.

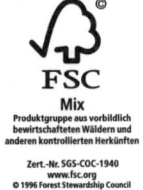

FSC
Mix
Produktgruppe aus vorbildlich
bewirtschafteten Wäldern und
anderen kontrollierten Herkünften

Zert.-Nr. SGS-COC-1940
www.fsc.org
© 1996 Forest Stewardship Council

Verlagsgruppe Random House
FSC-DEU-0100
Das für dieses Buch verwendete
FSC-zertifizierte Papier *Super Snowbright* liefert
Hellefoss AS, Hokksund, Norwegen.

Bibliografische Information der Deutschen Bibliothek:
Die Deutsche Bibliothek verzeichnet diese Publikation
in der Deutschen Nationalbibliografie; detaillierte bibliografische Daten
sind im Internet unter http://dnb.ddb.de abrufbar.

Umschlaggestaltung: Weiss / Zembsch / Partner, Werkstatt München
unter Verwendung eines Motivs von © Brooke Fasani/Corbis
Satz: EDV-Fotosatz Huber/Verlagsservice G. Pfeifer, Germering
Druck und Bindung: GGP Media GmbH, Pößneck
Printed in Germany

ISBN 978-3-7205-4047-6

Inhalt

Vorwort

Während der Wochen und Monate einer Schwangerschaft können die unterschiedlichsten Gefühle überraschend intensiv und scheinbar gegensätzliche Stimmungen sogar gleichzeitig erfahren werden. Viele Frauen erleben diese Gefühlsintensität als ein wunderbares Geschenk, denn jetzt werden so manche Angelegenheiten des Alltags unter völlig neuen Gesichtspunkten empfunden und bewertet. An einem Punkt allerdings trägt das stärkere Erleben der Gefühle nicht immer nur zum Wohlbefinden bei: um die Pränataldiagnostik können sich viele Fragen und Emotionen entzünden, steht sie doch wie eine Art Brennpunkt zwischen medizinischen und ethischen Standpunkten.

Fortschritte in der Medizin, die ständige Entwicklung neuer Methoden und Geräte und die daraus folgende Entwicklung immer neuer Vorsorgeangebote führen zu einer Verunsicherung aller, die sich in den einzelnen medizinischen Fachbereichen kundig machen wollen. Die Pränataldiagnostik als Teil der Schwangerenvorsorge stellt werdende Eltern immer wieder vor viele offene Fragen: Bekommen wir ein gesundes Baby? Was können wir tun, damit die Schwangerschaft harmonisch verläuft? Welche Maßnahmen zur Geburtsvorsorge können und sollten wir in Anspruch nehmen? Der Wunsch nach einem gesunden Kind und das Bestreben, in der Schwangerschaft nichts falsch zu machen, führen die Schwangere zwangsläufig in das Karussell aus Freude, Unsicherheit und Erkenntnissuche. Kommt dann noch ein Verdacht auf eine vielleicht nicht ganz normal verlaufende Schwangerschaft hinzu, wird bald fieberhaft nach allen Möglichkeiten gesucht, um den bestmöglichen Weg für Kind und Eltern zu finden.

Die Pränataldiagnostik mit all ihren vielfältigen Methoden hilft bei der gezielten Suche nach Erkrankungen und Behinderungen und leistet während der Schwangerschaft wertvolle Dienste bei der Diagnose von fetalen Fehlbildungen und Erkrankungen. Allerdings stellt sich hier stets die Frage nach dem richtigen Maß und der Verhältnismäßigkeit der Mittel. Welche Methoden sind im Einzelfall die richtigen? Welche Schädigungen und Risiken können durch den Einsatz welcher Methoden auftreten?

Der Blick ins Gebärmutterinnere bei der Ultraschalluntersuchung wird meist mit Interesse und fasziniertem Staunen verfolgt. Manchmal mischt sich unter diese Neugierde aber auch ein ungutes Gefühl, und manche Frauen empfinden es sogar als Anmaßung, wenn dieses winzige Wesen in ihnen vermessen wird, um beispielsweise Nasenbeinanlage, Scheitel-Steiß-Länge oder die Länge des Oberschenkelknochens festzuhalten. Und natürlich hoffen alle Frauen, dass ihr Arzt* nichts Auffälliges oder Unangenehmes feststellt.

In jeder Phase der Schwangerschaft kann irgendetwas Spezielles einen medizinischen Verdacht erregen, denn die normgerechte Entwicklung, so wie sie im Mutterpass vermerkt wird, entspricht nicht immer jedem Kind. Am Anfang ist es der Umriss, der genau angesehen und verglichen wird. In der Mitte der Schwangerschaft kann es die Suche nach Auffälligkeiten in den Organen sein. Wird anhand der Messdaten das Gewicht des Kindes ermittelt, und entspricht es nicht der Norm, gibt es wieder neue Ängste. Auch eine lapidare Mitteilung wie: »Der Kopf ist aber groß« oder: »Das Kind ist etwas zu klein«, können die Schwangerschaft überschatten und sogar die Geburt ungünstig beeinflussen und auch darüber hinaus noch lange nachwirken. Zu Ihrer Beruhigung möchten wir Ihnen schon an dieser Stelle sagen, dass in der Regel viele beunruhigende Befunde oder vage, grenzwertige Einschätzungen wie die oben erwähnten wieder verschwinden beziehungsweise auf die Gesundheit Ihres Kindes keinen Einfluss haben.

---

* Bei den Berufsbezeichnungen haben wir uns zugunsten der besseren Lesbarkeit des Textes für die männliche Anredeform entschieden, die weibliche ist dabei selbstverständlich stets mitgedacht.

Wenn sich aber ein Verdacht erhärtet, nutzen Eltern alle medizinischen Möglichkeiten, um mehr zu erfahren. Weitere Untersuchungsergebnisse sollen die Grundlage für schwerwiegende Entscheidungen geben. Eltern wollen dann alles über die Gesundheit oder Krankheit ihres Kindes wissen und verstehen, was es für ihr Kind, aber auch für ihr eigenes Leben bedeuten könnte. Auch wenn für ein solches Kind in der Schwangerschaft nur in den wenigsten Fällen Behandlungsmöglichkeiten und Heilungschancen bestehen, so wollen Eltern doch nichts von dem versäumen, was getan werden kann. Oder sie wollen den Vorteil einer rechtzeitigen Information nutzen, um sich auf ihr Kind besser vorbereiten zu können und ihm einen guten Start zu geben. Erfahren die Eltern Genaueres über eine auffällige und für sie zu stark belastende Diagnose, können sie sich auch für einen Schwangerschaftsabbruch entscheiden.

Auf all diese Möglichkeiten werden wir in unserem Buch eingehen. Wir wollen Ihnen als werdenden Eltern helfen, einen Pfad aus dem Dschungel der Angebote zu finden, damit Sie den für Sie richtigen Weg gehen können. Wir stellen Ihnen die medizinischen Angebote vor, legen Ihnen Risiken und Nutzen dar und möchten Ihnen auf diese Weise mögliche Entscheidungswege in der schwierigen Lebenssituation nach der Diagnose »auffälliger Befunde« aufzeigen. Unsere über Jahrzehnte gewonnenen Erfahrungen und Erkenntnisse im Bereich der Geburtsvorbereitung, Schwangerenberatung und psychosozialen Beratung vor, während und nach der Pränataldiagnostik bilden dabei die Basis.

Den schwangeren Leserinnen wünschen wir einen guten und sorgenfreien Verlauf der Schwangerschaft und ein gesundes Kind. Wir möchten Sie mit unserem Ratgeber in jedem Fall begleiten und unterstützen, nicht zuletzt auch dann, wenn sich bei Ihnen Komplikationen ergeben. Mit unseren Tipps und Hinweisen geben wir Ihnen Hilfestellungen an die Hand und wollen Ihnen vor allem Mut machen für Ihren weiteren Weg.

Ihre Roswitha Schwab und Ulrike Walburg

Schwangerschaft und Schwangerenvorsorge

Schwangerschaft und Geburt weisen auf den Ursprung der Menschheit hin. Sie sind etwas sehr Großes, ein Wunder und Mysterium – und zugleich die normalste Sache der Welt. Stets werden sie individuell erfahren und erlebt. Die eigene Schwangerschaft weckt auch ein besonderes Interesse an der eigenen Geburt. Es ist faszinierend, nun am eigenen Körper zu erleben, wie Frauen seit Menschengedenken von der Natur so ausgestattet wurden, dass sie Kinder in sich entwickeln und gebären können. Frauen werden in der Schwangerschaft mit urweiblichen Kräften konfrontiert. Sie stehen damit in der Tradition der Mütter und Großmütter und können sich auf diese Weise ganz neu mit ihnen verbunden fühlen.

Im Blick auf die Gesellschaft zeigt sich, wie sich Schwangerschaft und Geburt mit der jeweils geltenden Moralvorstellung, den gesellschaftlich anerkannten Werten und auch den medizinischen Möglichkeiten über die Jahrhunderte verändert hat und weiter verändert. So ist die Geschichte der Geburten in einer Familie nicht nur ein individuelles Geschehen, sondern auch ein Spiegel des gesellschaftlichen Wandels. Die Art und Weise, wie Schwangerschaft und Geburt verlaufen und erlebt werden, hat sich mit den Generationen verändert. Die psychischen und sozialen Aspekte haben sich der jeweiligen Zeit angepasst, während die körperlichen Vorraussetzungen einer Frau für eine Schwangerschaft beständig und konstant geblieben sind.

Noch nie in der Geschichte waren so gute gesundheitliche Voraussetzungen gegeben, für die Mutter genauso wie für das Kind. Im Laufe des letzten Jahrhunderts haben sich die Lebensumstände gewaltig verändert. Mit der allgemeinen Steigerung des Lebensniveaus wurden auch die Rahmenbedingungen für eine Schwangerschaft besser, denn dank der ausreichenden Ernährung, der guten Hygiene und der exzellenten medizinischen Versorgung gehören viele Krankheiten und Seuchen, an denen die Menschheit früher zu leiden hatten, der Geschichte an. Dadurch wurden beste Voraussetzungen für ein gutes und gesundes Gedeihen des Kindes geschaffen, während einer Schwangerschaft, in der Neugeborenenzeit und in den ersten Babyjahren.

Familienplanung

Sie können bereits an sich selbst beobachten, wie sich im Laufe des Lebens die Einstellung zu Schwangerschaft und Geburt entsprechend der jeweiligen Lebenssituation verändert hat und zu unterschiedlichen Zeiten verschieden erlebt wird. Vielleicht wünschen Sie sich schon sehr lange ein Kind, vielleicht war dieser Wunsch aber auch bisher nicht so deutlich ausgeprägt oder wechselhaft. Oder es ist so, dass Ihr Interesse an kleinen Kindern und Schwangerschaft erst in letzter Zeit in Ihnen gewachsen ist. Sie entdecken also eine neue Seite an sich und machen neue Erfahrungen. Viele Frauen überlegen sich heute sehr genau, wann sie sich ihren Kinderwunsch erfüllen, denn oft haben berufliche oder finanzielle Faktoren Vorrang. Während einige Frauen von der Schwangerschaft überrascht sind und darüber staunen, wie schnell sie schwanger wurden, freuen sich andere Paare darüber, dass es endlich nach Jahren des erfolglosen Probierens dank medizinischer Unterstützung geklappt hat. Da sie bisher von ihrem Körper regelrecht auf die Probe gestellt wurden, blicken sie auf sehr unterschiedliche und mitunter leidvolle Erfahrungen zurück. Vielleicht mussten sie lange Jahre auf ein Kind warten und kennen das Gefühl nur zu gut, wenn großer Hoffnung bittere Enttäuschung folgt.

Wie unterschiedlich die Wege auch waren, die meisten Frauen und ihre Partner freuen sich nun auf ihr Kind und schmieden mit großer Vorfreude Pläne, wie sie den Alltag mit ihrem Baby verbringen werden. Sie spüren Verantwortung und wollen ihrem Nachwuchs eine gute Basis und einen guten Start in das Leben geben. Bei den vielseitigen neuen Erfahrungen, die sich in einer Schwangerschaft ergeben, sind Vertrauen und die Hoffnung, sich auf Unterstützung verlassen zu können, besonders für werdende Mütter wichtig. Denn nicht nur der Körper verändert sich, sondern auch die gesellschaftliche Wahrnehmung: Sie werden von einer Frau zur Mutter.

Die schwangere Frau

Sie sind schwanger und freuen sich auf Ihr Kind. Vielleicht ist der Zeitpunkt genau der richtige; Sie hatten Zeit, sich zu etablieren, und verfügen über genügend Lebenserfahrung. Nun wird die Schwangerschaft das ganze Leben auf den Kopf stellen – im positiven wie im negativen Sinne. Sie bedeutet nämlich auch einen Abschied von lieb gewonnenen Gewohnheiten. Vieles ist ungewiss und nur bedingt planbar. Die Schwangerschaft bringt eine neue Dynamik in Ihr Leben und wirft neue Fragen auf: Wie wird sich die Liebesbeziehung zu Ihrem Partner verändern, wenn Sie beide in die neue Elternrolle schlüpfen? Welche neuen Impulse werden von der Schwangerschaft ausgehen? Gibt es im Freundes- und/oder Familienkreis bereits Paare mit Kindern, die für Sie eine gewisse Vorbildfunktion erfüllen können? Welche Vorstellung haben Sie von Ihrer Schwangerschaft? Die Wahrnehmung verändert sich entsprechend der eigenen Situation und Befindlichkeit; vielleicht geht es Ihnen auch so, dass Ihnen in der letzten Zeit viel häufiger andere schwangere Frauen auffallen, oder Mütter mit Kinderwägen. Schwangere Frauen rücken in das tägliche Blickfeld und es entwickelt sich ein gewisses Zugehörigkeitsgefühl zu Müttern.

Obwohl jede Frau den Übergang von Schwangersein und Geburt anders erlebt, ist dies eine Zeit nicht nur des äußeren, sondern auch des inneren Wandels. Sicher entsteht schon jetzt eine Vorstellung dessen, was dieser neue Lebensabschnitt bringen wird, ahnt man doch, wie sehr sich das eigene Leben verändern wird.

Bezeichnend und geradezu sprichwörtlich für die ersten Monate in »guter Hoffnung« sind unterschiedliche, sich oft widersprechende Gefühle. Schwangere Frauen spüren gleichzeitig sowohl wachsende Kräfte als auch Schwäche. Gefühle von Unsicherheit und Angst, aber auch Euphorie und große Vorfreude auf das Kind wechseln sich ab mit Gefühlen der Überforderung und Zweifeln an sich selbst. Diese Ambivalenz überrascht, macht ratlos und ist eine große emotionale Herausforderung für die Frau und den Partner. Diese Empfindungen sind normal und unter anderem auch ein Ausdruck enormer körperlicher Vorgänge, die noch um Balance ringen – dennoch muss man einfach lernen, damit sinnvoll umzugehen.

Sie erleben nun ein bisher unbekanntes Körpergefühl, obgleich die Schwangerschaft vielleicht äußerlich noch nicht sichtbar ist. Die alles prägenden Hormonmischungen im Körper verändern sich und die Wirkung kann sich sehr unterschiedlich anfühlen. Viele Frauen sind zu Beginn der Schwangerschaft oft müde, haben ein starkes Bedürfnis nach Ruhe und folgen gern dieser Intuition, dient sie doch der Stabilisierung all der Vorgänge, die nun in ihrem Körper und ihrem Wesen einsetzen. Manche Frauen bemerken sehr bald die typischen körperlichen Schwangerschaftsanzeichen wie Übelkeit und Gewichtszunahme. Ihr Körper durchlebt in diesen Wochen eine großartige Veränderung, und sie benötigen dazu Zeit für sich selbst. Nicht nur der Körper ist schwanger, sondern auch die Seele. Das Bedürfnis nach Absicherung und Betreuung ist jetzt besonders groß.

Risikoschwangerschaft

Dann aber tauchen oft die ersten Verunsicherungen auf. Gesunde Schwangere wundern sich und sind schockiert, wenn sie im Mutterpass (siehe Seite 16) als Risikoschwangere vermerkt werden. Mit diesem Eintrag wird zunächst ein Stigma verteilt. Nach den Kriterien des Mutterpasses gelten 75 Prozent aller Schwangeren in Deutschland als »Risikoschwangere«. Die Kriterien für Risikoschwangerschaft sind dabei sehr weit gefasst, unter anderem gehören dazu die Schwangerschaft ab 35 Jahren, eine Zwillingsschwangerschaft, eine Schwangerschaft nach assistierter Befruchtung, eine Schwangerschaft nach einer Fehlgeburt – sie alle werden medizinisch betrachtet als ein Risiko gesehen. Ebenfalls dazugerechnet werden schwangere Frauen unter achtzehn, Frauen, die zu Allergien neigen sowie Frauen, die sozial und psychisch stark belastet sind.

Dieser Umstand wirft die Frage auf, welche Wirkung eine solche Einschätzung auf die betroffenen Frauen hat. Ihnen wird der Eindruck vermittelt, dass während ihrer Schwangerschaft und der Geburt mit besonderen Risiken zu rechnen ist und dass sie deshalb während der folgenden Monate einer besonderen Kontrolle bedürfen. Vielleicht haben Sie schon selbst folgende Erfahrung gemacht: Sie freuten sich über die ersehnte Schwangerschaft, merkten aber, wie bereits nach Ihrem ersten Gang zum Arzt Ihre Freude gedämpft war und stattdessen sogar ein wenig Angst in Ihnen aufkam. Häufig sind die Ruhe und die gute Hoffnung gleich zu Beginn der Schwangerschaft dahin, sie weichen kritischen Überlegungen und offenen Fragen. Die Feststellung der Schwangerschaft fällt so nicht selten zusammen mit Verunsicherung. Eine statistische Wahrscheinlichkeit gerät in den Vordergrund und wird gleich zu einer persönlichen Bedrohung, die es zu kontrollieren gilt. Als Risikoschwangere eingestuft zu werden, kann deswegen enorm verunsichern. Aber bei all dem darf man Folgendes nicht vergessen: Bei der überwiegenden Zahl der Frauen, die unter diese Kategorie fallen, verläuft die Schwangerschaft völlig problemlos.

Schwangerenvorsorge

Schwangerenvorsorge soll der Gesundheit von Mutter und Kind dienen und den natürlichen Wachstumsprozess, den eine Schwangerschaft darstellt, unterstützen. In Deutschland hat jede schwangere Frau Anspruch auf medizinische Versorgung. Diese Form der Begleitung und Unterstützung basiert auf der medizinischen Schwangerenvorsorge nach den gesetzlich geregelten Mutterschaftsrichtlinien, die hierzulande seit 1960 in Kraft sind. Nach diesen verbindlichen Mutterschaftsrichtlinien hat jede schwangere Frau das Recht auf eine Vorsorge mit definierten Leistungen durch eine Hebamme oder durch einen Gynäkologen. Heutzutage können Sie gleichzeitig die ärztliche Vorsorge sowie die Betreuung durch eine Hebamme in Anspruch nehmen, diese Art der Zusammenarbeit hat sich sehr bewährt. Bei den Leistungen, die in den Mutterschaftsrichtlinien definiert sind, handelt es sich um übliche Kassenleistungen, wobei die im Leistungskatalog enthaltene Ultraschalluntersuchung nur ein Arzt durchführen darf. Begleitung und Vorsorgeuntersuchungen durch beide Berufsgruppen – Arzt und Hebamme – sorgen für eine gute Betreuung der werdenden Mutter.

Hebammenvorsorge und ärztliche Vorsorge geschehen aus verschiedenen Perspektiven und unterscheiden sich grundlegend im Behandlungsauftrag, deshalb ist die Betreuung in der Praxis natürlich gänzlich unterschiedlich. Auch der Abrechnungsmodus ist jeweils ein anderer. Anders als die Hebamme kann der Arzt Ultraschalluntersuchungen und auch ergänzende Untersuchungsangebote anbieten. Diese sogenannten Individuellen Gesundheitsleistungen (IGe-Leistungen) werden nur vom Arzt angeboten. In den Mutterschaftsrichtlinien sind in Deutschland drei Ultraschalluntersuchungen vorgesehen. Viele Frauen erleben aber in der Praxis, dass tatsächlich weit mehr als diese drei Untersuchungen durchgeführt werden, oftmals kommt der Ultraschall sogar bei jeder Untersuchung zum Einsatz.

Der Mutterpass als Transitdokument

Grundlage für Art und Umfang der medizinischen Betreuung und Begleitung ist der in den Mutterschaftsrichtlinien definierte Mutterpass. Der deutsche Mutterpass ist der ausführlichste der ganzen Welt. Die darin aufgeführten Leistungen sind Vorgaben des Bundesausschusses der Ärzte und Krankenkassen zu Untersuchungen während der Schwangerschaft, der Geburt und im Wochenbett. Dabei werden bestimmte Untersuchungen und deren zeitliche Intervalle empfohlen. All dies wurde in einem zeitlich aufwendigen Prüfungsverfahren auf diagnostischen oder therapeutischen Nutzen, auf medizinische Notwendigkeit und auf Wirtschaftlichkeit überprüft. Bei durchschnittlich zehn bis zwölf Untersuchungen werden jeweils verschiedene Einzelwerte ermittelt und anhand derer bestimmte Risikofaktoren bestimmt. Da die Forschung auf diesem Gebiet in den letzten zwanzig Jahren enorme Entwicklungsfortschritte gemacht hat, können mittlerweile recht viele solcher Faktoren herausgefiltert werden. Viele davon signalisieren jedoch harmlose Befunde und ihr Erkennen hat keinerlei Auswirkung auf die Schwangerschaft. Alle Untersuchungsergebnisse werden im Mutterpass dokumentiert und geben Informationen über den Schwangerschaftsverlauf, die Gesundheit der Mutter und die des Kindes. Ähnlich einem »Transitdokument«, wie es die Politologin Dr. Ingrid Schneider benennt, führt der Mutterpass die schwangere Frau durch die gesamte Schwangerschaft, die Geburt und das Wochenbett.

Üblicherweise werden Schwangeren von ihren Frauenärzten weitere ergänzende Untersuchungen angeboten und diese Untersuchungen sogar als bessere und hochwertigere Versorgung beworben. Diese neueren, zusätzlichen Untersuchungsmethoden sind bislang nicht in den Leistungskatalog der Mutterschaftsrichtlinien aufgenommen worden. Leider werden sie noch zu selten kritisch betrachtet und häufig ohne Bedacht gewählt. Wir empfehlen Ihnen daher, die einzelnen Leistungen zu hinterfragen und danach zu prüfen, ob sie für Sie überhaupt relevant und sinnvoll sind. Eine nicht unwichtige Rolle spielen dabei auch die

Kosten, die von den Krankenkassen nicht übernommen werden. Im Folgenden finden Sie ein Beispiel für ein Formblatt, so wie Sie es in Ihrer Frauenarztpraxis in die Hand gedrückt bekommen können:

IGe-Leistungen für Schwangere zusätzlich zu den Kassenleistungen
1. »Babyfernsehen-plus«, beinhaltet einen Ultraschall bei
jeder Schwangerschaftsvorsorgeuntersuchung   circa   Euro   90

2. Ein zusätzlicher Wunschultraschall   circa   Euro   30

3. Nackenfaltenmessung   circa   Euro   115

4. Triple-Test   circa   Euro   65

5 Toxoplasmose   circa   Euro   50

6. Blutzuckerbelastungstest   circa   Euro   15

7. GO-Kultur Vermeidung der
Silbernitrat-Augenprophylaxe   Euro   25

Sollten Sie Interesse an diesen ergänzenden Untersuchungen haben, kreuzen Sie diese bitte an und geben das Formblatt unterschrieben bei der Sprechstundenhilfe ab.

IGe-Leistungen, als zusätzliche Wahlleistungen, stellen wir privat nach der Gebührenordnung für Ärzte in Rechnung. Es besteht keine Erstattungsmöglichkeit Ihrer Krankenkasse.

Kostenfaktor Zusatzuntersuchung

Die wirtschaftliche Interessenlage ist ein nicht zu vernachlässigender Aspekt bei der Beurteilung der pränataldiagnostischen Untersuchungsmethoden, den wir hier zumindest mit erwähnen wollen.

Die vorstehend aufgeführten ergänzenden Untersuchungen der Pränataldiagnostik, auf die wir im Kapitel *Die Pränataldiagnostik und ihre Untersuchungsmethoden* noch genau eingehen, werden im Rahmen der ärztlichen Schwangerenvorsorge als IGe-Leistung (IGeL) angeboten und privat vom behandelnden Arzt in Rechnung gestellt. Diese Angebote gibt es seit 1998. Sie sind auch eine Folge der Reduzierung des Budgets der allgemeinen Schwangerenvorsorge, da die gesamte Betreuung einer Schwangerschaft jetzt in Form eines Abrechnungspaketes von den Kassen pauschal honoriert wird.

Die Methoden der genannten ergänzenden Untersuchungen müssen von Ihnen selbst bezahlt werden und sie unterliegen weitgehend nicht der öffentlichen Kontrolle und der medizinischen Standesorganisationen. Diese Angebote sind für die Patientinnen teuer und für die Ärzte sehr lukrativ, besonders wegen der hohen Anzahl der Anwendung, denn fast jede schwangere Frau nimmt an solchen Untersuchungen teil. Bei der gewünschten flächendeckenden Versorgung stehen in Deutschland etwa 700 000 »Kundinnen« pro Jahr zur Verfügung. Dadurch hat sich auf diesem Gesundheitssektor ein neuer Markt gebildet, und davon profitieren unterschiedliche Berufsgruppen. Für die Verbreitung des Angebots der Routineuntersuchung des Frühscreenings beispielsweise wurde 2002 der »Verein zur Förderung der Pränatalmedizin FMF (*Fetal Medicine Foundation*) Deutschland« gegründet. Dieser Verein hat eine besondere Stellung und bietet sogenannte Zertifizierungskurse an, in denen sich Frauenärzte für das Screening qualifizieren können. Nur mit dieser Fortbildung und diesem Zertifikat erhalten Gynäkologen die für diese Untersuchungen und Berechnungen notwendige Ultraschall-Software. Diese ist aber Vorraussetzung, um anschließend die Untersuchungen und Tests den Patientinnen als IGe-Leistung anbieten zu können. Die dazugehörigen Blutproben der schwangeren Frauen müssen ebenfalls in bestimmten vom FMF zertifizierten Labors untersucht und ausgewertet werden, und auch diese großen Laboratorien haben sich mit den neuen Routinetests für alle schwangeren Frauen einen lukrativen Markt erschlossen. Wenn Ihr Gynäkologe

Ihnen solche Zusatzleistungen anbietet, lassen Sie sich vorher bitte *immer* unbedingt beraten. Fragen Sie Ihren Arzt direkt, was die Untersuchungen Ihnen in Ihrem speziellen Fall bringen, besprechen Sie sich außerdem mit Ihrer Hebamme oder wenden Sie sich an eine psychosoziale Beratungsstelle, um sich umfassend zu informieren. Im Kapitel *Beratung und Aufklärung* (vgl. S. 103 ff.) erfahren Sie noch mehr zu diesem wichtigen Punkt.

Fürsorge und Vorsorge durch die Hebamme

Die Erfahrung einer Hebamme kommt Mutter und Kind nicht erst bei der Geburt zugute, sondern kann viel früher genutzt werden. Gute Hebammenarbeit qualifiziert sich in der Schwangerenvorsorge durch die Fürsorge für die schwangere Frau, sie bestärkt diese in der neuen und bisher unbekannten Lebensphase.

Die Hebamme begleitet die Frau auf der Basis des Hebammengesetzes und der Berufsordnung der Hebammen. Sie kann alle Untersuchungen nach den Mutterschaftsrichtlinien zur Begleitung einer normalen Schwangerschaft durchführen, eine Ausnahme bildet hier der Ultraschall. Grundlegende Methoden sind Anamneseerhebungen und alle körperlichen Untersuchungen. Verschiedene Bescheinigungen, die benötigt werden, stellt ebenfalls die Hebamme aus.

Sie hört die Herztöne des Kindes ab, entnimmt Blut für Laboruntersuchungen und testet die Urinwerte. Sie ertastet mit den Händen, ohne Einsatz komplizierter technischer Geräte, die Lage des Kindes. Ihre Besuche sind übrigens auch für Väter eine wunderbare Möglichkeit, selbst entsprechende Griffe und Berührungen zu erlernen, um die Kindsbewegungen zu erspüren und sich daran zu erfreuen. Ebenso lernt der werdende Vater, die Herztöne seines Sprosses zu hören.

Viele niedergelassene Hebammen arbeiten kollegial mit Gynäkologen zusammen, denn beide können sich gegenseitig ergänzen. Eine derart enge Zusammenarbeit kommt natürlich vor allem der schwangeren Frau zugute. Sie kann die Qualitäten beider Berufsgruppen für sich und ihr Kind nutzen. Eine zweite Meinung und unterschiedliche Sichtweisen beruhigen überdies nicht selten, auch das fördert einen gesunden Verlauf der Schwangerschaft.

In Deutschland ist es noch nicht so üblich, die Hebamme in die Schwangerenvorsorge mit einzubeziehen. Das wird in den verschiedenen Ländern unterschiedlich gehandhabt. In Holland beispielsweise ist die Vorsorge durch die Hebamme seit jeher etabliert. In Deutschland wird es von ärztlicher Seite leider oft versäumt, eine Empfehlung für eine parallel laufende Hebammenbetreuung auszusprechen.

Eine Hebamme tut der Schwangeren vor allem auch auf der seelischen Ebene gut. Denn sie setzt einfach voraus, dass die Schwangerschaft eine ganz normale Phase im Leben einer Frau ist und nur in Ausnahmesituationen bei auftretenden Komplikationen medizinische Intervention benötigt wird. Im Mittelpunkt ihrer Arbeit steht die situationsbezogene Begleitung und Beratung. Sie hat die Aufgabe, Mutter und Kind in ihren persönlichen Ressourcen so zu unterstützen, damit in dieser Zeit des Wachsens alles gut gelingen kann. Die Hebamme sieht in der Frau die Spezialistin für den eigenen Körper. Ihr Blick ist auf die Stärkung der Symbiose von Mutter und Kind gerichtet. Diese zeigt, dass mit wachsendem Selbstvertrauen auch das Vertrauen in die Gebärfähigkeit steigt und es dadurch deutlich seltener psychosoziale Komplikationen während der Schwangerschaft, der Geburt und im Wochenbett gibt. Die berufliche Erfahrung und Sichtweise einer Hebamme führen dazu, dass sie ein intensives Verständnis für die Sorgen und Ängste werdender Eltern aufbringen kann. Frauen, die in Zusammenarbeit von Hebamme und Frauenarzt betreut werden, erleben deutlich weniger Schwierigkeiten: sie haben weniger oft vorzeitige Wehen, weniger Komplikationen während der Geburt und deutlich seltener ein Kind mit einem Geburtsgewicht unter 2500 Gramm.

Fürsorge und Vorsorge durch den Arzt

Bleibt die Monatsblutung aus, ist es in den meisten Fällen nahe-
liegend, dass Sie schwanger sind. Sie gehen dann zu Ihrem Frauenarzt und lassen sich die Schwangerschaft bestätigen. Bereits
während dieser Zeit der frühen Schwangerschaft ist es ratsam
und üblich, wenn Sie medizinische Betreuung in Anspruch nehmen. Während Sie bei Ihrem Arzt bisher nur wegen Fragen zur
Empfängnisverhütung oder im Falle von Krankheiten in der
Sprechstunde, ist die Situation jetzt grundlegend anders, da es
keine zu behandelnde Krankheit gibt, sondern im Gegenteil die
Betreuung einer gesunden Schwangerschaft gewünscht wird.
Üblicherweise wird die Schwangerschaft beim Arzt mit einer
Ultraschalluntersuchung festgestellt. Dieser erste Ultraschall
macht es schon in den ersten Wochen möglich, das Kind zu
betrachten. Viele Frauen und ihre Partner sind erstaunt, überrascht und erfreut, die Abbildung ihres werdenden Kindes schon
so deutlich auf dem Monitor erkennen zu können. Für viele
Männer wird die Schwangerschaft dadurch »etwas realer« und
leichter nachzuvollziehen.

Der Frauenarzt behandelt zunächst auf der Grundlage der
Mutterschaftsrichtlinien. Diese Vorgaben des Bundesausschusses
der Krankenkassen und der Bundesärztekammer regeln medizinische Untersuchungen und beschreiben ein ganzes Vorsorgepaket. Innerhalb der allgemeinen Schwangerenvorsorge sind beim
Arzt drei Ultraschalluntersuchungen in der 9. bis 12. Schwangerschaftswoche, in der 19. bis 22. Schwangerschaftswoche
und in der 29. bis 32. Woche als Kassenleistung vorgesehen. In
den meisten anderen Ländern gibt es übrigens weniger, nämlich nur ein bis zwei Routine-Ultraschalluntersuchungen. Nach
dem in Deutschland geltenden Abrechnungsmodus EBM100
können Ärzte dieses Paket nur pauschal abrechnen, Einzelschrit-
te sind beim Abrechnungsmodus nicht mehr zugelassen. Nehmen
Frauen die Schwangerenvorsorge beim Arzt in Anspruch, so
erhalten sie keine Einzelleistung, sondern ein ganzes Vorsorge-
ket. Die Regelung sieht vor, dass der Arzt die Vorsorgeleistung

nur dann abrechnen kann, wenn alle drei Ultraschalluntersuchungen stattgefunden haben. Möchte eine Frau eine einzelne Untersuchung, wie den mittleren, einen reinen Fehlbildungsultraschall, nicht vornehmen lassen, bedeutet dies für den Arzt einen finanziellen Verlust. Diese Abrechnungsvorschrift finden manche Frauen befremdlich und irritierend und fühlen sich dadurch schon nicht mehr selbstbestimmt in ihrer Schwangerschaft. Kinder reagieren nämlich schon im Bauch der Mutter sehr individuell auf verschiedene Eindrücke, so eben auch auf Ultraschallwellen. Manche Kinder präsentieren sich gerne und zeigen sich deutlich auf dem Monitor, während anderen sich von den Schallwellen abwenden oder sogar versuchen, sich davor zu verstecken. Einige Mütter spüren, wie unruhig ihr Baby ist und wie unangenehm sich die Auswirkungen in ihrem Bauch anfühlen. Deshalb möchten sie die angebotenen Untersuchungen überdenken, fürchten aber, das Vertrauensverhältnis zwischen Arzt und Patientin zu stören, wenn sie zum Beispiel eine einzelne Untersuchung aus dem Vorsorgepaket ablehnen. Wir raten Ihnen in einer solchen Situation, sich auf Ihre Interessen und Ihre Intuition zu besinnen. Stehen Sie selbstbewusst für Ihre Meinung ein. Besprechen Sie mit Ihrem behandelnden Gynäkologen und Ihrer Hebamme mögliche Untersuchungsalternativen, wie zum Beispiel das Abtasten des Bauches und das Ertasten der kindlichen Lage.

Natürlich können die einzelnen Untersuchungen aus dem Vorsorgepaket bei Ihnen auch vollkommen unproblematisch ablaufen und Sie haben keinen inneren Konflikt. Das wichtigste ist in jedem Fall, dass Sie nach der Untersuchung zufrieden und bestärkt nach Hause gehen.

Aufklärung und Aufklärungspflicht

Frauenärzte haben gegenüber den schwangeren Frauen, die sie behandeln, Aufklärungspflicht. Sie müssen sie zu den möglichen Untersuchungen und den Chancen und Risiken, die sich daraus in der konkreten Situation ergeben können, umfassend informieren. Dazu gehört unbedingt auch der Hinweis auf den möglichen Verzicht auf die Pränataldiagnostik. Sinnvollerweise sollte diese medizinische Beratung bereits vor jeglicher diagnostischer Behandlung stattfinden, denn vielen Schwangeren ist beispielsweise nicht bekannt, dass nach den Mutterschaftsrichtlinien bereits mit der Durchführung der Ultraschalluntersuchungen ein Teil der pränatalen Diagnostik bei ihnen durchgeführt wurde. Ergeben sich bei den Untersuchungen Anhaltspunkte für genetische oder andere Normabweichungen, ist der Arzt nach den Mutterschaftsrichtlinien angehalten, die Frau darüber zu informieren und Untersuchungen zur weiteren Abklärung vorzuschlagen. Die umfangreiche und sachliche Information bildet die Grundlage für eine persönliche informierte Entscheidung der Schwangeren und ihres Partners. Weitere Ausführungen zur medizinischen Beratung sind im Kapitel *Beratung und Aufklärung* beschrieben.

Die Pränataldiagnostik und ihre Untersuchungsmethoden

Schwangere Frauen wünschen sich ein gesundes Kind auf die Welt zu bringen. Ein angemessener Umgang mit der Pränataldiagnostik kann dabei hilfreich und unterstützend sein. Unter dem Begriff »Pränataldiagnostik« wird die gezielte Suche nach Chromosomenabweichungen, Erkrankungen und Behinderungen des werdenden Kindes mit diagnostischen Mitteln zusammengefasst. Dazu gehören die nachstehenden Untersuchungen: der Ultraschall, das Frühscreening mit Nackenfaltenmessung und Ersttrimestertest, die Chorionzottenbiopsie, die Fruchtwasseruntersuchung sowie die Nabelschnurpunktion. All diese Untersuchungsmethoden dienen während der Schwangerschaft der Diagnose der häufigsten fetalen Fehlbildungen und der häufigsten Erkrankungen vor der Geburt. Sie müssen dabei aber immer unbedingt Folgendes mitbedenken: So sehr sich schwangere Frauen und Paare einen generellen Fehlbildungsausschluss auch wünschen, eine hundertprozentige Gewissheit gibt es leider nicht. Auch mit den Untersuchungsmethoden der Pränataldiagnostik können nicht alle Normabweichungen bei ungeborenen Kindern festgestellt werden, denn jene Auffälligkeiten, die nur vereinzelt und selten auftreten, sind in der Diagnostik teilweise noch nicht erforscht, und es fehlen bislang finanzielle Mittel für deren Entwicklung. Bisher hat sich die Entwicklung der diagnostischen Methoden auf die häufigsten Erscheinungsbilder von Normabweichungen konzentriert. Es gibt sehr unterschiedliche und seltene Behinderungen, einige davon haben genetische und einige nicht-genetische Ursachen mit vielfältigen Ursachen und Ausprägungen. Selbst das überaus differenzierte System der medizinischen Schwangerenvorsorge stößt hier an seine diagnostischen Grenzen. Die vorhandenen Untersuchungsmethoden sind dennoch auf einem sehr hohen technischen Niveau und bieten äußerst ausgereifte Möglichkeiten der frühen Erkennung von Auffälligkeiten. Damit bieten diese etablierten Verfahren die Chance, die häufigsten Störungen in der Schwangerschaftsentwicklung zu erkennen und innerhalb der Grenzen ihrer Möglichkeiten entsprechend zu reagieren. Seit 1983 hat sich die pränatale Diagnostik zwar rasant entwickelt, doch im Vergleich zu den diagnostischen Möglichkeiten sind die Behandlungsmöglichkeiten leider nach wie vor gering. Die Möglichkeiten, mit diagnostischen Mitteln bereits in der Schwangerschaft Auffälligkeiten zu erkennen, sind wesentlich größer als die möglichen Chancen für eine medizinische Behandlung des ungeborenen Kindes. Der überwiegende Teil der diagnostizierbaren Fehlbildungen und Normabweichungen ist, nach derzeitigem Stand der Wissenschaft, während der Schwangerschaft weder behandel- noch therapierbar. Hier liegt noch viel Entwicklungspotenzial für die Zukunft. Leider ist nur in sehr seltenen Fällen eine Behandlung des Ungeborenen in der Gebärmutter, also noch vor der Geburt, eine sogenannte *intrauterine Therapie*, möglich. Bei wenigen Erkrankungen gibt es hier bereits Behandlungsmöglichkeiten, um den Gesundheitszustand des Kindes zu verbessern: zu nennen wären unter anderem die Fruchtwasserentlastung, die Fruchtwasserauffüllung, die intrauterine Bluttransfusion, die intrauterine Medikamentenzufuhr und die Entlastung von Hohlräumen. Der hauptsächliche praktische Nutzen der Diagnostik stützt sich in einem Fall, in dem beim werdenden Kind Entwicklungsstörungen festgestellt werden, auf die Möglichkeiten der Pränataltherapie und gleichzeitig auf die Möglichkeit, die Bedingungen rund um die Geburt entsprechend vorzubereiten. Nach dem gegenwärtigen Stand der medizinischen und technischen Entwicklung muss man sich heute aber überwiegend auf die medizinischen Behandlungsmöglichkeiten nach der Geburt beschränken. Aufgrund der rechtzeitigen Erkennung können viel eher geeignete Maßnahmen für eine optimale medizinische Versorgung während oder nach der Geburt vorbereitet werden. Oftmals ergeben sich daraus höchst sinnvolle und lebensrettende Maßnahmen für das ungeborene Kind, weil die Eltern beispielsweise schon sehr früh die geeignete Geburtsklinik mit entsprechenden Spezialisten auswählen können. Damit ist eine optimale medizinische Versorgung nach der Geburt gewährleistet, die unter Umständen lebensrettend sein kann. Mit dem Wissen um mögliche Besonderheiten wird darüber hinaus häufig bereits vor der Geburt die medizinische und soziale Unterstützung für das Baby vorbereitet.

Es ist außerdem immer ratsam, sich bereits rechtzeitig, also während der Schwangerschaft, mit Spezialisten und Kinderärzten zu besprechen. Bei einigen Fehlbildungen sind verschiedene Behandlungsmethoden möglich und unterschiedliche Therapieformen können favorisiert werden. Oftmals unterscheiden sich auch die Behandlungsvorschläge der Spezialisten sowohl inhaltlich als auch im zeitlichen Behandlungsverlauf. Während die einen Ärzte im Einzelfall eine Behandlung kurz nach der Geburt als sinnvoll erachten, ist es ebenso möglich, dass andere Spezialisten Chancen sehen, den Zeitrahmen etwas zu öffnen und die Behandlung auch in etwas räumlichen Abstand zur Geburt als möglich erachten. Somit könnte die erste Zeit nach der Geburt, trotz bevorstehender Behandlungen, den Umständen entsprechend doch ruhig und schön für Mutter und Kind verlaufen. Diese innigen Momente nach der Geburt können damit für beide eine Zeit der Stärkung sein. Dabei muss gründlich überlegt werden, was am sinnvollsten erscheint, um die medizinischen Notwendigkeiten und die emotionalen Bedürfnisse zu vereinen. In einem persönlichen Vorgespräch können werdende Eltern viele medizinische Fragen bereits vor der Geburt abklären und sich informieren. Die Behandlungsmethoden können dadurch besser verstanden und nachvollzogen werden. Besonders bei einer zu erwartenden Fehlbildung brauchen »frischgebackene« Eltern gute Begleitung und beste fachliche Unterstützung. Wenn schon bereits während der Schwangerschaft bekannt ist, dass das kleine Kind auf besondere medizinische Hilfe angewiesen sein wird, sind die Eltern sicherlich sehr traurig und sie brauchen Zeit, bis sich all die neuen Informationen etwas gesetzt haben. Dann aber wird es ihnen und ihrem Kind enorm helfen, wenn sie sich bereits während der weiteren Schwangerschaft mit den möglichen Behandlungsmethoden vertraut machen und sich informieren können. Sie werden sich beraten, welche Spezialisten es gibt, um mit diesen bereits während der Schwangerschaft den Behandlungsplan des Kindes zu besprechen, um möglichst früh mit der Behandlung beginnen zu können, um damit die Heilungschancen zu erhöhen. Das Vorgespräch mit den in Zukunft behandelnden Ärzten macht den Sinn der Behandlung transparenter. Es schafft persönliches Vertrauen zu den behandelnden Ärzten und dies wiederum stärkt werdende Eltern für die Anforderung der nächsten Zeit. Sie können sich dadurch die Behandlung selbst und die Behandlungsabläufe besser vorstellen. Die Eltern und das Ärzteteam arbeiten effektiv und konstruktiv zusammen, um dem Kind die beste Versorgung zu geben, die es jetzt dringend braucht. Die Kompetenz der Eltern wird dadurch gestärkt und sie können auch bei besonderem medizinischen Behandlungsbedarf in dieser außergewöhnlichen Situation all jene Unterstützung geben, die nötig ist, um ihr neugeborenes Kind emotional gut zu begleiten, wie das nachstehende Beispiel zeigt:

Bei Frau A. wurde in der Mitte der Schwangerschaft während einer Ultraschalluntersuchung eine Auffälligkeit am rechten Füßchen ihres ungeborenen Kindes festgestellt. Bei einer weiteren Untersuchung bestätigte sich das erste Untersuchungsergebnis und die werdenden Eltern erfuhren, dass ihr Kind mit einem sogenannten »Klumpfüßchen« auf die Welt kommen würde. Der behandelnde Frauenarzt empfahl sie weiter zu kompetenten Spezialisten und vermittelte einen persönlichen Kontakt. Die werdenden Eltern führten in den folgenden Tagen und Wochen der Schwangerschaft ausführliche, persönliche Gespräche mit den Ärzten, die nach der Geburt ihr Kind behandeln würden. Sie gewannen dabei Vertrauen und waren überaus erleichtert, dass ihr Baby gut versorgt werden und dass der Geburtsverlauf von der Fehlstellung nicht beeinträchtigt werden würde. Kurz nach der Geburt sollte dem Füßchen des Neugeborenen eine Gipsschiene angelegt werden und dazu käme der behandelnde Arzt in den Kreißsaal, damit die

erste Zeit nach der Geburt möglichst ruhig und beschaulich verlaufen könne. Sollte es wider Erwarten nötig sein, das Kind zeitnah zur Geburt in eine
andere Abteilung oder Klinik zu verlegen, verabredeten die Eltern bereits
jetzt, dass der Vater, falls die Mutter als Wöchnerin noch nicht in der Lage
wäre, sein Kind bei allen Untersuchungen begleiten würde. Frau und Herr A.
waren informiert und wussten, wie die orthopädischen Behandlungen in
den ersten Lebensjahren ihres Kindes verlaufen würden. Die Gespräche ver-
halfen den beiden zu der Gewissheit, die Herausforderungen durch die
neue Situation zu meistern.

Mit der vertrauensvollen Zusammenarbeit zwischen Eltern und
Medizinern ist eine gute Basis gegeben, dass die Eltern auch in
dieser besonderen Situation mit all den ungewöhnlichen
Herausforderungen ihrem Kind gut beistehen können. Die am
häufigsten diagnostizierten Normabweichungen sind Chromosomenstörungen. Dafür gibt es allerdings keine Behandlungsmöglichkeiten. Die veränderte Chromosomenstruktur ist das
genetische Programm der betreffenden ungeborenen Kinder. Sie
ist festgeschrieben und unveränderbar. Wenn ein Kind mit Trisomie 21, dem Down-Syndrom, geboren wird, ist das ein fester
Bestandteil seines Lebens. Das Ausmaß und die Ausprägung der
Trisomie 21 lassen sich in der Schwangerschaft noch nicht bestimmen. Auch bleibt offen, ähnlich wie bei anderen Kindern
auch, wie sich das Kind im Leben zurechtfinden wird. Es bleibt
weiterhin offen, ob es einen eher sonnigen Charakter haben
oder eher ein zurückhaltender Mensch sein wird. Sollte während
der Schwangerschaft bei diesem Kind noch eine Schädigung, wie
zum Beispiel ein Herzfehler, festgestellt werden, so kann diese
frühzeitige Information dazu beitragen, die Behandlungsmöglichkeiten zu optimieren.

Die frühzeitige Erkennung von Chromosomenanomalien und
Fehlbildungen hat mit der Verbreitung der pränatalen diagnostischen Untersuchungen deutlich zugenommen. Die überwiegende
Zahl schwangerer Frauen nimmt diese Untersuchungen in mehr
oder minder großem Umfang in Anspruch. Für viele Frauen ist
die Inanspruchnahme von Pränataldiagnostik zur Normalität

geworden. Dies bedeutet, dass die meisten Eltern, sofern sie das breite Untersuchungsangebot der Pränataldiagnostik in Anspruch nehmen, bereits während der Schwangerschaft von einer Chromosomenabweichung erfahren. Falls eine Chromosomenabweichung vorhanden ist, wissen Eltern bereits in der Schwangerschaft Bescheid und werden im Vergleich zu früher heutzutage nicht mehr erst bei der Geburt ihres Kindes davon überrascht. Die meisten Eltern haben bereits in der Schwangerschaft auf Grundlage der Wahrscheinlichkeitsberechnung mit relativ großer Bestimmtheit erfahren, womit sie zu rechen haben, und wissen, was auf sie zukommen wird. Mit dem Untersuchungsergebnis vorgeburtlicher diagnostischer Untersuchungen verbinden sie eine gute Hoffnung, nämlich die, zu erfahren, dass ihr Kind gesund sein wird. Die Angst einer schwangeren Frau, ein behindertes Kind zu bekommen, soll mit den pränataldiagnostischen Methoden vermieden oder zumindest vermindert werden. Viele schwangere Frauen fühlen sich von der Angst vor einem behinderten Kind sehr belastet und erfahren mit guten Untersuchungsergebnissen Entlastung. Sie sind im Anschluss an die Untersuchungen beruhigt und können dadurch die Schwangerschaft besser genießen. Mit der hohen Aussagekraft eines eindeutigen Untersuchungsergebnisses sind alle schwangereren Frauen beruhigt. Die gewonnene Sicherheit entspannt und befreit von belastenden Ängsten und fördert allein somit das mütterliche Wohlbefinden. Vorhandene Schwangerschaftsängste um die Gesundheit des Kindes und damit auch um die eigene Lebensperspektive können sich mit einem guten Ergebnis auflösen. Viele schwangere Frauen erfahren dadurch eine seelische Entlastung. Deshalb ist ein beabsichtigter und für viele auch ein bedeutsamer Nebeneffekt der pränatalen Diagnostik, neben der Diagnose von Fehlbildungen, die Beruhigung der schwangeren Frau. Diese beabsichtigte Auswirkung der Pränataldiagnostik ist für die meisten schwangeren Frauen die bestimmende Motivation überhaupt, diese Untersuchungen vornehmen zu lassen. Wenn allerdings, wie in Ausnahmefällen, keine eindeutigen Aussagen getroffen werden können oder sich zunächst im Untersuchungsverlauf ein

Verdachtsmoment ergibt, der einer weiteren Klärung bedarf, kommen die Betroffenen in eine sehr komplizierte Situation, die oftmals kaum auszuhalten ist und sich sehr belastend anfühlen kann. Die Zeit der Abklärung eines Vorbefundes, um dann erst zu einem endgültigen und aussagekräftigem Untersuchungsergebnis zu kommen, kann eine sehr große emotionale Belastungsprobe sein. Wir können es daher gar nicht oft genug betonen: Nehmen Sie in einer solchen Situation unbedingt begleitende Hilfe in Anspruch. Die Unterstützung einer persönlichen psychosozialen Beratung zu Pränataldiagnostik hat sich in diesem Zeitraum besonders bewährt und hilft Ihnen und Ihrem Partner dabei, die belastenden seelischen Nebenwirkungen zu mildern und zu relativieren. Machen Sie außerdem auf gar keinen Fall den Fehler, die Befunde und deren mögliche Auswirkungen im Internet zu recherchieren. Die Flut von ungefilterten und teilweise unseriösen Informationen sind für den Laien häufig verwirrend und richten aus diesem Grund mehr Schaden an, als dass sie nützen, wie das folgende Beispiel verdeutlicht.

Familie P. hatte eigentlich geplant, nur die Untersuchungen des Frühscreenings vornehmen lassen. Dabei erkannte der Arzt bei ihrem Baby eine verdickte Nackenfalte. Nach dem ersten Schock wurde der werdende Vater aktiv. Irgendetwas wollte und musste er doch tun können, um seine schwangere Frau und sich selbst zu beruhigen! Was lag da näher, als die Informationsplattformen des Internets zu nutzen? Herr P. begann zu recherchieren, was der ärztliche Befund bedeutete. Schon nach kurzer Zeit hatte er viel über mögliche Auswirkungen und Folgen einer verdickten Nackenfalte in Erfahrung gebracht. Allerdings beruhigten ihn die Informationen nicht, sondern er sah sich im Gegenteil mit den schlimmsten und haarsträubendsten Diagnosen konfrontiert und wurde schier verrückt davon. Er war nicht in der Lage, die vielen Informationen zu verarbeiten und auf den speziellen Fall seiner Familie zu übertragen. Er konnte sich nicht im Geringsten vorstellen, dass dies alles Wirklichkeit sein sollte oder werden könnte.

Zusätzlich zu diesem Informationsstress stand Familie P. unter Zeitdruck. Wie sollte es jetzt weitergehen? Bei der Entscheidungsfindung, weitere, gefährlichere Untersuchungen vornehmen zu lassen, nützten die Informationen aus dem Internet überhaupt nichts. Das Paar entschloss sich daher, bei einer neutralen Beratungsstelle Rat und Hilfe zu holen, um zu einer tragbaren Entscheidung zu kommen.

Grundsätzlich wird mit den verfeinerten vorgeburtlichen diagnostischen Methoden das Untersuchungsergebnis zur Gesundheit des Kindes bereits in die Schwangerschaft vorverlegt. Den schwangeren Frauen und ihren Partnern wird damit eine bewusste Entscheidung für oder gegen die Schwangerschaft ermöglicht. Es ist ihnen heute möglich, unter Einbeziehung der persönlichen Situation und der individuellen Belastungsmöglichkeit, sich für oder gegen die Fortführung der Schwangerschaft entscheiden zu können. Während viele schwangere Frauen und ihre Partner dies als eine Chance sehen – denn sie erhalten mit der frühzeitigen Diagnose das Gefühl, selbst über ihre Zukunft bestimmen zu können –, fühlen sich andere Frauen und ihre Partner mit der vorzeitigen Diagnose zu diesem Zeitpunkt der Schwangerschaft überfordert. Sie spüren die Ohnmacht und die Verzweiflung darüber, mit den gewonnenen Informationen selbst schicksalhaft entscheiden zu müssen. In jedem Fall stehen werdende Eltern jedoch mit einem solchen Untersuchungsergebnis vor einer dramatischen Situation und einem schwerwiegenden Entschluss, besonders weil es eben keine Behandlungsmöglichkeiten gibt. Damit sehen sie sich oft unvorbereitet mit der Frage konfrontiert, die Schwangerschaft weiterzuführen oder sie abzubrechen, und geraten damit an die Grenzen des menschlich Vorstellbaren. Die überwiegende Zahl der schwangeren Frauen und Paare entschließen sich in einem sehr schweren Entscheidungsprozess für den Abbruch der weiteren Schwangerschaft. Infolgedessen ist die Zahl der behindert geborenen Kinder sehr stark zurückgegangen. Die Behindertenverbände geben diesbezüglich zu bedenken, dass mithilfe der vorgeburtlichen diagnostizierbaren Methoden sich immer weniger Eltern für die Geburt eines behinderten Kindes entscheiden und damit Behinderung an sich zunehmend an den Rand der Gesellschaft gedrängt wird. Sie befürchten eine zunehmende gesellschaftliche Ausgrenzung von »Anders-Sein« in der Gesellschaft. Es wird auf unterschiedlichen Ebenen diskutiert, dass die freie Entscheidungsmöglichkeit der werdenden Eltern beschnitten werden könnte, und zwar von der zunehmenden gesellschaftlichen Erwartung an Eltern zur Geburt eines »normgerechtes Kindes«.

Die Methoden – invasiv und nichtinvasiv

Zunächst ist es wichtig zu wissen, dass innerhalb der Pränataldiagnostik allgemein zwischen zwei Untersuchungsmethoden unterschieden wird, einerseits den nichtinvasiven und andererseits den invasiven. Zu den nichtinvasiven Methoden zählen alle Untersuchungen, die keinen Eingriff in den mütterlichen Körper darstellen, wie zum Beispiel der Ultraschall. Im Gegensatz dazu ist bei allen invasiven Methoden immer ein Eingriff in den Körper der Schwangeren nötig; Blutabnahmen zählen jedoch nicht dazu.

Bevor wir Ihnen die einzelnen Methoden im Folgenden genauer erläutern, sind einige generelle Informationen vorab unabdingbar: Das Untersuchungsergebnis der nichtinvasiven Methoden ist *immer* eine Wahrscheinlichkeitsangabe. Dies bedeutet, dass mittels einer Wahrscheinlichkeitsberechnung zwar eine individuelle Risikoabschätzung erstellt wird. Dabei findet jedoch *keine* konkrete Fehlbildungsdiagnostik statt. Diese Untersuchungsmethoden wurden entwickelt, um mit einer körperlich nebenwirkungsfreien Untersuchung eine Art »Kalkulation« zu erstellen. Mit dem Ergebnis kann überlegt werden, ob weitere Untersuchungen sinnvoll sind. Dabei erhält die schwangere Frau eine Zahl, die ihr eine Orientierung dafür geben kann, wie viele Frauen mit einer vergleichbaren Ausgangssituation ein gesundes Kind oder ein Kind mit einem abweichenden Chromosomensatz oder einer anderen Fehlbildung bekommen haben. Wenn eine Frau zum Beispiel mit der Auswertung des Frühscreenings einen Wert 1:400 erhält, dann erfährt sie damit, dass *eine einzige* von *vierhundert* Frauen mit vergleichbaren Werten mit einem Kind mit Down-Syndrom schwanger ist. Gleichzeitig erfährt sie aber auch, dass 399 von 400 Frauen ein gesundes Kind erwarten. Je nachdem, von welcher Seite man diesen Sachverhalt betrachtet, kann er eine schwangere Frau beruhigen oder beunruhigen. Viele Frauen geben sich mit einem guten Ergebnis zufrieden und lehnen sich entspannt zurück, denn sie sehen keinen Grund für weitere Untersuchungen, denn ihre Sorgen und Ängste wurden schon in der frühen Schwangerschaft aufgelöst. Auch wenn eine werdende Mutter mit diesem Ergebnis keine Aussage darüber erhält, ob sie persönlich betroffen ist, gibt ihr die ermittelte Zahl einen Anhaltspunkt, ob für sie weitere Untersuchungen notwendig sind oder nicht. Demnach ist die individuell ermittelte Zahl eine Orientierung. In der Regel werden ab einem Wert 1:300 weitergehende Verfahren empfohlen. Mit diesem schrittweisen Vorgehen bei den vorgeburtlichen Untersuchungen soll von vornherein abgeklärt werden, ob weitere Untersuchungen nötig oder unnötig sind. Diese körperlich harmlosen Untersuchung wurde entwickelt, um invasive Verfahren wie die Fruchtwasseruntersuchung nur noch gezielt anwenden zu müssen. Weil das Auswertungsraster bei diesem Ultraschall jedoch sehr eng ist, werden mit der Untersuchung zunächst weit mehr Frauen mit problematischen Werten konfrontiert, als dann letztendlich tatsächlich betroffen sind. Deshalb ist eine Tendenz zu beobachten, dass doch einige Frauen von diesem Verfahren nicht beruhigt werden, sondern sich Sorgen machen und Probleme befürchten. Um sich wieder zu beruhigen und eine genaue Aussage zu bekommen, sehen manche werdenden Mütter dann doch nur noch die Lösung in einer Fruchtwasseruntersuchung, obwohl sie vielleicht im Einzelfall ursprünglich eine solche überhaupt nie angedacht hatten. Der Zeitraum zwischen einer weniger günstigen Wahrscheinlichkeitsberechnung und der engültigen Klarheit mit einer Diagnose wird oft als unerträglich erlebt.

Die Untersuchungen, die in einem solchen Fall gemacht werden, gehören zu den invasiven Methoden der Pränataldiagnostik und ergeben genauere Angaben. Dazu gehören die Chorionzottenbiopsie, die Fruchtwasseruntersuchung sowie die Nabelschnurpunktion. Sie liefern konkrete Befunde, allerdings sind auch diese immer mit Ungenauigkeiten der Methoden behaftet. Bei den möglichen diagnostizierbaren Fehlbildungen wird unterschieden in genetische Veränderungen, Erbkrankheiten sowie körperliche und organische Auffälligkeiten. Weiter wird unterschieden in lebensfähige Fehlbildungen, schwerwiegende Fehlbildungen mit Langzeitauswirkung und leichte Fehlbildungen beim Ungeborenen.

Bevor wir jetzt zu den einzelnen Methoden kommen, sind in der nachstehenden Übersicht noch einmal alle Untersungen, die zu den unterschiedlichen Methoden der Pränataldiagnostik gehören, zusammengestellt:

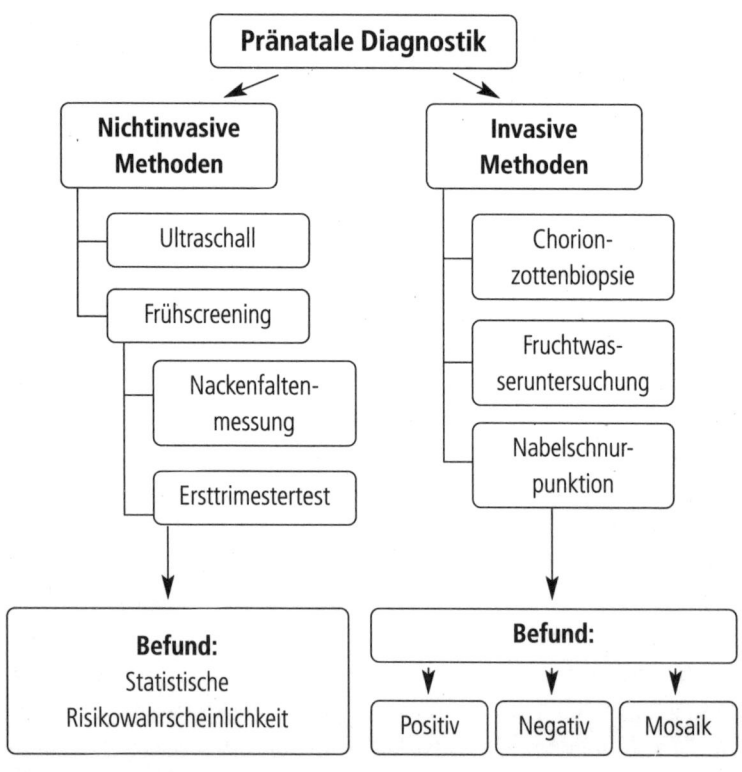

Ultraschalluntersuchung – Sonographie

Bei dieser Untersuchungsmethode werden Schallwellen ausgesendet, die mit 1 bis 30 Millionen Schwingungen pro Sekunde weit oberhalb der menschlichen Hörgrenze liegen. Der Einsatz von Ultraschall ist weit verbreitet, in der Tierwelt zum Beispiel dient er Delfinen oder Fledermäusen zur Orientierung. Im Ersten Weltkrieg wurde Ultraschall als Echolot für Kriegsschiffe eingesetzt. Seit den Fünfzigerjahren wird er auch in der Medizin angewandt und ist dort heute die am häufigsten eingesetzte Untersuchungstechnik. Die diagnostischen Schallwellen bilden ein Schnittbild und werden ähnlich einem Echo zurückgeworfen. Die Ultraschalldiagnostik in der Pränatalmedizin hat sich in den letzten Jahren enorm entwickelt. Zunehmend bessere und feiner entwickelte Geräte ergeben eine umfassende Darstellung des ungeborenen Kindes. Moderne Ultraschallgeräte zeigen ohne direkten Eingriff in den Körper auf einem Monitor differenzierte, teils auch farbige Bilder vom Umriss des Babys und seinen inneren Organen. Mit den zunehmenden Möglichkeiten der Diagnostik kann das ungeborene Kind dreidimensional betrachtet werden und es können damit umfangreiche Informationen erhalten werden. Ein Gleitgel verbessert dabei den Kontakt und dient als Echosignalverstärker. Es handelt sich dabei um feine Gas- oder Luftbläschen, die sich nach wenigen Minuten von selbst auflösen. Da sie kein Jod enthalten, sind sie allgemein gut verträglich. Langzeitstudien an Millionen schwangeren Frauen ergaben bislang keine Anhaltspunkte für eine Schädigung des ungeborenen Kindes. Deshalb ist die Sonographie auch in einer normal verlaufenden Schwangerschaft fester Bestandteil ärztlicher Vorsorgeuntersuchungen.

In den Mutterschaftsrichtlinien sind während einer Schwangerschaft drei Ultraschalluntersuchungen in der 10., 20. und 30. Schwangerschaftswoche vorgesehen. Damit kann der Arzt das Schwangerschaftsstadium genau feststellen, den Muttermund beobachten, Mehrlingsschwangerschaften diagnostizieren und eine eventuelle Bauchhöhlen- oder Eileiterschwangerschaft bereits in der Frühschwangerschaft erkennen beziehungsweise ausschließen. Die Entwicklung und die Blutversorgung und die Lage der Plazenta werden ebenfalls mit der Sonographie beobachtet. Außerdem ermöglicht die Messung der Scheitelsteißlänge mittels der Ultraschalluntersuchungen eine viel genauere Feststellung des Geburtsdatums. Damit ist die Zahl der Schwangeren mit falsch geschätztem Geburtstermin deutlich gesunken. Dies beugt unter anderem Fehleinschätzungen zu Wachstumsstörungen des Kindes vor. Sie unterstützen sinnvolle Maßnahmen bei vorzeitigen Frühgeburtsbestrebungen. Neben der Beobachtung der Herztätigkeit und des Wachstums des Ungeborenen erhält man Informationen für die entsprechend angepasste Geburtsplanung, wenn nötig unter Einbeziehung von Spezialisten.

Der zweite Ultraschall zwischen der 18. und 22. Schwangerschaftswoche wird auch Fehlbildungsultraschall genannt, denn er wird zur Abklärung und zum Ausschluss einer fetalen Fehlbildung durchgeführt. Er dient der Suche nach Anzeichen für eine Chromosomenstörung, einer Skelett- oder Organanomalie, Spina bifida (offener Rücken) oder einem möglichen Herzfehler. In diesen Schwangerschaftswochen sind die individuellen Wachstumsunterschiede der Kinder nur sehr gering. Deshalb sind die Untersuchungsergebnisse gut vergleichbar und von daher gut zu beurteilen. Man kann sehr gut die Organe und deren Entwicklungsstand erkennen und damit auch körperliche oder organische Auffälligkeiten beim Ungeborenen feststellen, weil die anatomischen Gegebenheiten des Fetus, der Gebärmutter, der Plazenta und der Nabelschnur zu diesem Zeitpunkt ebenfalls gut sichtbar sind.

Ultraschallergebnisse allein reichen jedoch meist nicht aus für exakte Diagnosen. Beim nur geringsten Verdacht auf die kleinste Abweichung von der Norm wird das Ergebnis mit einer weiteren Untersuchung überprüft. Deshalb wird im Zweifelsfall und bei Normabweichungen oder weil die Frau einer Risikogruppe, etwa bei mütterlichem Diabetes mellitus, angehört, der behandelnde Gynäkologe zur Überprüfung einer Verdachtsdiagnose zu weiteren vorgeburtlichen diagnostischen Untersuchungen raten und an ein pränataldiagnostisches Zentrum überweisen. Die Verdachtsdiagnose kann sich bei weiteren Untersuchungen erhärten oder entkräften oder auch unklar bleiben. Grundsätzlich wird bei Ergebnissen, die von der Norm abweichen, zu weiteren und weitergehenden Untersuchungen geraten.

Trotz großer Anstrengungen zur Diagnosesicherheit treten aber auch immer wieder Unsicherheiten auf. Denn ein Problem der Ultraschalluntersuchung liegt darin, dass sehr häufig Fehlinterpretationen vorkommen, sie sind abhängig von der Qualität der Geräte und der Erfahrung des Arztes. Wie bei allen medizinischen Messungen stellt sich zudem auch beim Ultraschall grundsätzlich die Frage nach Nebenwirkungen. Als nichtinvasives Untersuchungsverfahren ist es technisch praktisch nebenwirkungsfrei. Es gibt zahlreiche Untersuchungen zur Sicherheit dieser Methode. Dabei wurde geprüft, ob die Gewebserwärmung durch den Ultraschall zu Schäden führen kann. Diese Vermutung konnte jedoch bisher nicht bewiesen werden. Trotzdem werden auch Bedenken ausgesprochen, die Ultraschalluntersuchung nicht unkritisch anzuwenden, »just for fun« oder als reines »Babyfernsehen für die Familie«, da trotz der bisher festgestellten Unbedenklichkeiten im diagnostischen Bereich Effekte auftreten können, die man einfach nur noch nicht beobachtet hat.

Wenn Sie, wie die meisten schwangeren Frauen, die Sonographie schätzen und gern machen lassen möchten, weil Sie sich dadurch sicherer fühlen, ist diese technisch unproblematische Untersuchung kein also Problem. Allerdings empfinden manche Frauen unangenehme seelische Auswirkungen, zum Beispiel, wenn sie während des Untersuchungsverlaufs verunsichert werden beziehungsweise die Untersuchung aus der kindlichen Perspektive sehen und dabei ein ungutes Gefühl haben. In so einem Fall kann die Hebamme eine Diagnose mittels einer Bauchabtastung vornehmen. Der mit den Händen spürbare Eindruck über die Beschaffenheit des Gewebes und den Muskelaufbau der schwangeren Frau sowie die Lage des Kindes führt die Hebamme zu einem Verständnis für Mutter und Kind.

Frühscreening

Das Frühscreening umfasst eine gezielte Ultraschalluntersuchung mit der Messung der Nackentransparenz des Ungeborenen sowie Untersuchungen des Blutes der Frau auf bestimmte
Hormonwerte, den sogenannten Ersttrimester-Test. Die Untersuchungen waren ursprünglich für bestimmte Risikogruppen
wie Risikoschwangere geplant, aber heute bieten die Gynäkologen sie jeder Frau routinemäßig als selbst zu zahlende Leistung
an, was bedeutet, dass die Krankenkassen eine solche Untersuchung nicht finanzieren. Die Frauenärzte bewerben das Frühscreening jedoch als die hochwertigere Variante der Schwangerenvorsorge, weswegen viele Frauen den Test gern in Anspruch
nehmen.

Jede schwangere Frau darf nichtsdestotrotz selbst wählen, ob
sie dieses Untersuchungsangebot annehmen will oder ob sie lieber darauf verzichten möchte. Entwickelt wurde die Methode
mit der Absicht, möglichst viele Frauen an dem Verfahren
teilnehmen zu lassen, denn mit dem Frühscreening wird routinemäßig fast jede schwangere Frau erfasst, mit dem Ziel, Fehlbildungen, Krankheiten und Behinderungen frühzeitig nachzu-
weisen beziehungsweise frühzeitig auszuschließen. Vor allen
Dingen geht es bei dieser Untersuchung darum, möglichst
lückenlos für alle Schwangeren, unabhängig von der körperlichen Vorgeschichte und dem Alter der Frau, die Trisomie 21,
das Down-Syndrom, beim Kind zu entdecken beziehungsweise
auszuschließen. Die sogenannte »Entdeckungsrate« soll damit
optimiert werden und überflüssige in den Körper eingreifende
Untersuchungen können vermieden werden. Obwohl es ein körperlich sehr schonendes Verfahren ist, birgt es in seiner seelischen Auswirkung auf die Schwangerschaft auch gewisse Nachteile. Allein die Wahloption für diese Untersuchung birgt
möglicherweise Unruhe für die Schwangerschaft. Als nachteilig
kann diesem Verfahren angelastet werden, dass sich mit der
breiten Anwendung dieser Methode fast jede schwangere Frau,
zumindest gedanklich, mit einem möglichen gesundheitlichen

Risiko des ungeborenen Kindes auseinandersetzen muss und durch die Beschäftigung mit diesem Thema wiederum auch viele Frauen zusätzlich verunsichert werden. Da bei diesem sensiblen Untersuchungsverfahren mit sehr engen Kriterien nach Auffälligkeiten gesucht wird, erhalten zunächst im ersten Untersuchungsschritt weit mehr Frauen ein Ergebnis im nicht so optimalen mittleren Bereich, als es tatsächliche Auffälligkeiten bei ungeborenen Kindern gibt. Diese Frauen müssen zunächst den erlittenen Schock verdauen, ehe sie sich wieder voll und ganz an ihrer Schwangerschaft freuen können. Um sich vor solchen unerwünschten Nebenwirkungen zu schützen, ist dementsprechend ein differenzierter und informierter Umgang mit dem Frühscreening immens wichtig. Diese Methode ist sehr speziell und ausdifferenziert, weshalb sie eine entsprechend differenzierte und individuelle Herangehensweise erfordert. So anerkannt und selbstverständlich die Anwendung dieses Verfahrens geworden ist, so selbstverständlich sollten werdende Eltern alle Ebenen der medizinischen und psychosozialen Beratung nutzen, um für sich ganz persönlich vor Inanspruchnahme des Frühscreenings abzuklären, welchen Anlass, welches Ziel und welche Grenzen das Untersuchungsverfahren hat. Dazu steht ein breites Angebot zur Verfügung, das leider noch viel zu selten genutzt wird. Das umfassende Beratungsangebot gibt schwangeren Frauen und ihren Partnern die Gelegenheit, sich mit unterschiedlicher, professioneller Unterstützung aus verschiedenen Perspektiven dem Thema anzunähern und zu reflektieren. Also nutzen Sie unbedingt die Beratungsangebote zur Pränataldiagnostik! Es wird Ihnen auf diese Weise ermöglicht, innezuhalten, Ihren eigenen Bedürfnisse nachzuspüren und auch eventuelle Alternativen zu überdenken. Entsprechend können persönliche Handlungswege geplant werden. In diesem Sinne fördern sowohl die medizinische Beratung als auch eine spezielle psychosoziale Beratung einen bedachten Umgang mit der Pränataldiagnostik und schützen Sie vor ungeahnten Überraschungen. So lassen sich eine Vielzahl von Belastungen und psychischer Probleme rund um die Untersuchungen abmildern. Eine frühzeitige und umfassende Information ermöglicht eine auf die persönliche Situation zugeschnittene Herangehensweise und macht schwangere Frauen souveräner. Denn Sie sollten sich auch immer wieder vor Augen halten, dass die überwiegende Zahl aller geborenen Kinder gesund geboren werden. Deshalb ersetzt keine Untersuchung das Bedürfnis nach Bestärkung des Vertrauens in den guten Fortgang der Schwangerschaft.

Nackentransparenz

Die Nackentransparenz-Messung wird in der 12. bis 14. Schwangerschaftswoche durchgeführt. Bei dieser Untersuchung wird mittels Ultraschall die Nackenfalte des Ungeborenen gemessen. Im ersten Schwangerschaftsdrittel kann eine Flüssigkeitsansammlung im Nackenbereich des Ungeborenen auf ein Down-Syndrom, eine Chromosomenstörung oder auf einen Herzfehler hinweisen. Berechnungsgrundlage sind neben der Dicke der Nackenfalte auch die Größe des Ungeborenen, die Schwangerschaftsdauer und das Alter der Frau. Wird ein festgelegter Wert überschritten, erfolgt eine Überweisung an einen Spezialisten. Als Ergebnis der dort erfolgten Untersuchung gibt es anhand eines Computerprogramms eine statistische Risikoberechnung für ein mögliches Down-Syndrom, eine andere Trisomie, einen Herzfehler oder eine andere mögliche Chromosomenabweichung.

Laut einer Studie der BZgA, der Bundeszentrale für gesundheitliche Aufklärung, nehmen fast 40 Prozent aller schwangeren Frauen die Messung der Nackentransparenz als private Leistung in Anspruch. Diese Untersuchung im ersten Schwangerschaftsdrittel wird als ein selbstverständlicher Bestandteil der ärztlichen Schwangerenvorsorge angesehen. Man will sich vergewissern, ob alles in Ordnung ist, und sucht Beruhigung für Ängste. Werdende Eltern möchten nichts versäumen, was für ihr Kind wichtig sein könnte, und gehen zunächst vertrauensvoll davon aus, dass alle zusätzlichen Untersuchungen gut für ihr Kind sind und seine Gesundheit fördern. Das Angebot, über die Nackenfalten-Messung mit hochauflösenden und bewegten 3D-Ultraschallbildern das werdende Kind zu betrachten, ist überdies einfach sehr verlockend. In den Praxen werden sogar Heimvideos angeboten, mit denen sich die Vorfreude auf das Kind steigern lässt. Mithilfe dieser Untersuchungsmethode suchen werdende Eltern also in gewisser Weise auch den Kontakt zum Kind. Aber streng genommen dient diese Methode aus medizinischer Sicht der pränatalen Diagnostik und wird gemacht, um vorgeburtliche Fehlbildungen und schwerwiegende Erkrankungen festzustellen, und nicht als Babyfernsehen.

Die Messung der Nackentransparenz erfordert viel Erfahrung. In großen Spezialpraxen und Pränatalzentren ist man auf diese Untersuchungsverfahren spezialisiert. Eine hohe fachliche und technische Ausrüstung sind Voraussetzung für genaue Ergebnisse. Da es sich zudem um eine einmalige Untersuchung handelt, sollten Sie darauf achten, dass der Arzt gute Referenzen hat und auch wirklich kompetent auf diesem Gebiet ist. Suchen Sie einen solchen Spezialisten deswegen nicht nach der Wohnortnähe aus!

Geringe Messfehler oder falsche Angaben zur genauen Dauer der Schwangerschaft wirken sich auf die Risikoberechnung aus und erhöhen die Zahl der falsch positiven wie falsch negativen Befunde. 5 bis 20 Prozent der getesteten Frauen werden damit durch die sensible und anfällige Messtechnik unnötig in Angst und Panik versetzt. Deswegen kommt es bei diesem Untersuchungsverfahren auf hohe Genauigkeit an. Schon geringste Messabweichungen der Dicke der Nackenfalte, wie ein Zehntelmillimeter, verändern die Risikokalkulation. Das Ergebnis ist abhängig von der Erfahrung des Arztes und der Präzision des Ultraschallgerätes. Nach einer Studie der Schweizer Gynäkologin Brigitte Frey Tirri ist das Ergebnis einiger Untersuchungen leider keine zuverlässige Aussage. Sie begleitete 19 Ärzte beim Training zur Messung und Beurteilung der Nackentransparenz. Bei fast jeder dritten Untersuchung wurde das Qualitätsziel einer korrekten Messung nicht erreicht, da in diesen Fällen eine zu geringe Dicke der Nackenfalte gemessen wurde und somit die Risikowahrscheinlichkeit als zu gering eingeschätzt wurde. Der britische Ultraschallspezialist Hylton Meire kritisiert in einem Aufsatz von 2007, dass als Ergebnis unzuverlässiger Messergebnisse zu vielen schwangeren Frauen zu einer Fruchtwasserpunktion geraten wird. Die Ursache sieht er in der unzureichenden Präzision der üblichen Ultraschallgeräte. Weitere Ursachen für eine Fehlinterpretation der Risikokalkulation kann das ungenaue Datum der Empfängnis sein. Auch durch Mehrlingsschwangerschaften können sich falsche Verdachtsmomente ergeben. »Mit der Nackentransparenz-Messung allein werden nur 65 Prozent der Kinder mit Chromosomenstörung richtig diagnostiziert. In der Kombination mit dem Bluttest können um die 90 Prozent aller Fälle erkannt werden. Schon ein geringer Messfehler, von 10 bis 20 Prozent, kann zu einem anderen Ergebnis führen«, sagt auch Eberhard Merz, Präsident der Deutschen Gesellschaft für Ultraschall in der Medizin (DEGUM).

Ersttrimester-Test

Der Ersttrimester-Test erfolgt in der 11. bis 13. Schwangerschaftswoche. Dabei werden bei einer Blutentnahme der schwangeren Frau die Werte des Schwangerschaftshormons Beta-hCG und die Eiweißwerte PAPP-A bestimmt. In einem Computerprogramm sind dann diese Ergebnisse, die der Nackenfalten-Messung und das Alter der Mutter, die Grundlage für die Berechnung des statistischen Risikowertes. Auf diese Weise soll die statistische Wahrscheinlichkeit von chromosomalen und organischen Fehlbildungen erkannt werden.

Im Ergebnis von Nackenfalten-Messung und Ersttrimester-Test erhalten Frauen einen statistischen Risikowert, der allerdings keine Diagnose darstellt. Vielmehr gibt das Untersuchungsergebnis Verdachtsmomente für Normabweichungen an. Diese sind nur durch weitere invasive Untersuchungen wie die Fruchtwasserpunktion abzuklären. 90 Prozent der Fälle können mit dieser Kombination erkannt werden. 5 Prozent aller Schwangeren, die diese Untersuchung machen lassen, werden allerdings unbegründet mit einem erhöhten Risikowert konfrontiert, weil es sich um eine Fehldiagnose handelt.

Generell können schon geringste Normabweichungen verunsichern. Die Ergebnisse der Nackentransparenz-Messung und der Blutuntersuchungen können sich gelegentlich widersprechen. Dann werden in einem weiteren Verfahren sogenannte Softmarker herangezogen, um ein deutlicheres Ergebnis zu erhalten. Beim Ersttrimester-Test können zwar Beeinträchtigungen festgestellt werden, diese sind aber zu diesem frühen Zeitpunkt der Schwangerschaft nur sehr selten behandelbar. Das Screening mit der Messung der Nackenfalte und dem Serum-Test wird ausschließlich mit der Begründung im ersten Schwangerschaftsdrittel durchgeführt, dass dadurch spätere Abbrüche vermeidbar sind. Dabei wird jedoch nicht das Ziel des Abbruchs infrage gestellt, es soll nur der Zeitpunkt vorverlegt werden. Frauen sollen so frühzeitig Informationen über das Ungeborene erhalten, und müssen dann einen eventuellen Abbruch nicht erst an der Grenze zur Lebensfähigkeit durchführen lassen. Entscheiden sich Frauen für einen Abbruch, so ist aufgrund der zeitigen Information eventuell noch eine Abtreibung statt einem Abbruch möglich. Erfahrungsgemäß ist der Abbruch zu einem fortgeschrittenen Zeitpunkt der Schwangerschaft für die Frau problematischer, deshalb soll der Zeitpunkt so früh wie nur möglich sein. Eine zeitige Diagnose ermöglicht den Eltern zudem Zeit für die Entscheidungsfindung und macht vor allen Dingen eine medizinische Überprüfung des Untersuchungsergebnisses möglich.

Doppler-Ultraschall

Der Doppler-Ultraschall wird nach der 20. Schwangerschaftswoche durchgeführt. Ziel der Methode ist die Messung der Durchblutung der Nabelschnur und wichtiger Blutgefäße und die Beurteilung des Herzens. Es ergeben sich daraus Informationen über die Sauerstoff- und Nährstoffversorgung und über die Entwicklung des kindlichen Herzens. Bei dieser Ultraschalluntersuchung wird die zehnfache Energie eines normalen Ultra-

schalls eingesetzt. Deshalb soll er nicht in der Frühschwangerschaft angewendet werden. Experten raten zu einem bewussten
Umgang mit dem Doppler-Ultraschall. Nach bisherigen Erkenntnissen sind mit den Ultraschallintensitäten keine Schädigungen beim Kind zu erwarten. Dennoch sollte der Einsatz des
Farbdopplers auf ein Minimum beschränkt bleiben und die
Untersuchungszeit so kurz wie möglich gehalten werden.

Triple-Test

Eine andere Untersuchung zur Risikoeinschätzung ist der Triple-
Test. Er wird in der 16. bis 18. Schwangerschaftswoche durchgeführt. Dabei werden bei einer Blutentnahme der schwangeren
Frau die Hormone HCG, Östriol und die Eiweißstoffe Alphafe-
toprotein (AFP) bestimmt. Zusammen mit dem Alter und dem
Gewicht der Frau und der Schwangerschaftsdauer wird ein statistisches Risiko geschätzt, um eine Chromosomenabweichung
oder ein mögliches Down-Syndrom oder einen Neuralrohrdefekt, Bauchdeckendefekte und Fehlbildungen an den inneren
Organen zu diagnostizieren. Dieser Test wurde weitgehend von
der Nackentransparenz-Messung im Frühscreening überholt, da
dieser über eine höhere Messgenauigkeit verfügt und deshalb
eine viel größere Aussagekraft hat. Das heißt also, um die Ergebnisse des Triple-Tests deuten zu können, müsste im Anschluss
zusätzlich noch ein Frühscreening gemacht werden. Insofern
kann sich jede Frau diesen Test sparen.

Chorionzottenbiopsie

Die Chorionzottenbiopsie wird ab der 10. bis 12. Schwangerschaftswoche durchgeführt. Chorionzotten sind die Ausstülpun-
gen der äußeren Eihaut an der Gebärmutterwand. Zusammen
bilden sie die Plazenta, den Mutterkuchen. Die für diese Untersuchung nötige Punktion unter Ultraschallkontrolle erfolgt

meist über die Bauchdecke. Sie wird relativ früh in der Schwangerschaft gemacht, und es kann relativ schnell ein weitgehend zuverlässiger Chromosomenbefund erhoben werden.

Es wird mit einer Hohlnadel durch die Bauchdecke der Mutter gestochen, Choriongewebe entnommen und auf einen abweichenden Chromosomensatz untersucht. Bei einer zusätzlichen DNA-Analyse können vererbbare Krankheiten wie Stoffwechsel- und Muskelerkrankungen festgestellt werden. Durch diese Untersuchung können zudem Gendefekte und eine eventuelle fetale Rötelinfektion festgestellt werden. Die genauen Ergebnisse einer Langzeitkultur liegen nach zwei Wochen vor. Einen ersten, vorläufigen Befund gibt es schon sehr schnell, nämlich nach ein bis zwei Tagen. Leider gibt es aber auch eine erhöhte Wahrscheinlichkeit für unklare Diagnosen. Bei 1,5 Prozent der untersuchten Frauen ist dies der Fall. Dann werden die gewonnenen Zellen auf Auffälligkeiten untersucht. Mit diesem Ergebnis kann erkannt werden, ob die Untersuchung wiederholt werden muss. Das gilt auch, wenn das Ergebnis ein sogenannter »Mosaikbefund« ist. Das bedeutet, dass nicht alle Zellen den gleichen Befund zeigen. Meistens wird zur weiteren Abklärung dann eine Fruchtwassseruntersuchung empfohlen. Im Vergleich zur Nabelschnurpunktion ist die Chorionzottenbiopsie technisch einfacher und mit einem geringeren Risiko für das Kind verbunden, dennoch können Blutungen bei der Mutter als Risiko des Eingriffs auftreten. Bei 0,5 bis 2 Prozent der Frauen führt die Chorionzottenbiopsie zu einer Fehlgeburt. Diese relativ gesehen recht hohe Rate erklärt sich aus der besonders störanfälligen Zeit der Schwangerschaft zwischen der 10. und 12. Schwangerschaftswoche. In dieser Zeit ist der Körper der Mutter noch stark mit der hormonellen Umstellung und der neuen Situation beschäftigt. Die Schwangerschaft hat sich deshalb noch nicht in einem so hohen Maße im mütterlichen Körper gefestigt, wie das wenige Wochen später dann der Fall sein wird. Deshalb ist die Schwangerschaft in dieser hochsensiblen Phase sehr empfindlich und für Störungen anfällig. Ein körperlicher Eingriff wie die Chorionzottenbiopsie kann im Zweifel zu Blutungen und sogar zu Kontraktionen führen. Meistens, aber leider nicht in jedem Fall, kann diese einmal begonnene Dynamik wieder mit Medikamenten aufgehalten und gestoppt werden.

Fruchtwasseruntersuchung

Die Fruchtwasseruntersuchung, auch Amniozentese genannt, wird in der 14. bis 20. Schwangerschaftswoche in einem Pränataldiagnostikzentrum durchgeführt. Sie ist genauer bei der Diagnose von Befunden und gibt umfassendere Auskünfte, kann aber erst zu einem wesentlich späteren Zeitpunkt der Schwangerschaft durchgeführt werden. Die Amniozentese ist keine Routineuntersuchung, sie wird nur gemacht, wenn vorher beispielsweise eine auffällige Nackenfalte beim Ungeborenen erkannt wurde. Dabei wird, um unbeabsichtigte Verletzungen zu vermeiden, unter Ultraschallkontrolle, mit einer Hohlnadel durch die Bauchdecke in die Fruchtblase eingestochen, und circa zwölf Milliliter Fruchtwasser entnommen. Es enthält abgelöste und lebende Zellen des Ungeborenen, die bis zur Zellteilung kultiviert und auf die Chromosomenanzahl und -struktur hin untersucht werden. Über DNA-Analysen und biochemische Untersuchungen können vererbbare Krankheiten, Mukoviszidose, Muskelerkrankungen sowie Stoffwechselerkrankungen festgestellt werden. Man bekommt bei dieser Untersuchung Informationen über Chromosomenabweichungen, Trisomie 21, 13, 18 sowie das Ullrich-Turner-Syndrom und Neuralrohrdefekte, wie Lippen-Kiefer-Gaumenspalte und Spina bifida. Durch die Verbreitung und die zunehmende Inanspruchnahme dieser Untersuchung wird fast jedes Kind mit Down-Syndrom vor der Geburt »entdeckt«.

Obwohl diese Untersuchungsmethode in den letzten Jahren sehr verfeinert wurde, kann es auch bei erfahrenen Ärzten zu Komplikationen kommen. Der Einstich in die Gebärmutter beinhaltet Risiken und Nebenwirkungen sowohl für die Mutter als auch für ihr Kind. Für die Mutter sind die Risiken relativ gering, nur sehr selten entsteht beispielsweise durch das Eindringen der Nadel in die Gebärmutter eine Infektion. Es kann darüber hinaus aber auch zu vorzeitige Wehen, Fehlgeburten und Frühgeburten kommen. Diese Möglichkeiten müssen vor der Untersuchung kritisch betrachtet und in Bezug zum individuellen Risiko der schwangeren Frau gesetzt werden.

Statistisch betrachtet besteht ein Risiko von 0,5 bis 1 Prozent, was bedeutet, dass bei 1000 Untersuchungen 5 bis 10 Fehlgeburten auftreten. Bei auffälligen Befunden gibt es nahezu keine Therapiemöglichkeit. Endgültige Untersuchungsergebnisse liegen meist nach zwei Wochen vor, für die meisten Frauen zwei unerträglich lange Wochen. Mit einem Schnelltest über die Chromosomenanzahl 13, 18, 21 und das Geschlechtschromosom kann die Wartezeit auf einen Tag verkürzt werden. Dieses vorläufige Ergebnis muss jedoch über den endgültigen Befund bestätigt werden.

Zum Schweregrad und der Ausprägung einer eventuell festgestellten Störung beim Kind können jedoch keine Aussagen getroffen werden. Auch seltene Chromosomenveränderungen können nicht diagnostiziert werden.

In einzelnen und seltenen Fällen kommen Fehldiagnosen vor, beispielsweise erfuhr eine Frau im Ergebnis ihrer Fruchtwasseruntersuchung das Geschlecht ihres ungeborenen Kindes. Sie stellte sich auf die Geburt einer Tochter ein und freute sich schon sehr darauf. Bei der Geburt war die Überraschung groß, als ein kleiner Sohn geboren wurde. Das Ergebnis der Chromosomenanalyse war demnach falsch.

In eine andere Situation geriet Frau D., die von ihrem Gynäkologen zur Messung der Nackenfalte in eine pränataldiagnostische Praxis überwiesen wurde. Die Ärzte stellten eine verdickte Nackenfalte fest und empfiehlen ihr zur genaueren Abklärung eine Fruchtwasseruntersuchung. Diese verlief für Mutter und Kind gut, es gab keinerlei Nebenwirkungen. Das Ergebnis der Untersuchung zeigte einen unauffälligen Chromosomensatz des Kindes, aber Familie D. wurde darauf hingewiesen, dass ihr Kind wahrscheinlich an einem komplexen Herzfehler oder an einer schweren Stoffwechselerkrankung leiden würde. Nach dem ersten Schrecken freuten sich die werdenden Eltern dennoch sehr über die Nachricht, dass der Chromosomensatz ihres Kindes unauffällig war. Nichtsdestotrotz machte ihnen der Hinweis auf eine andere Gesundheitsstörung Angst. Sie suchten den Kontakt und das Gespräch mit einem Kinderarzt und fassten dabei wieder Mut, weil die Informationen, die er ihnen gab, sie beruhigten und den ersten Schrecken relativierten. Sie entschieden sich für ihr Kind und setzen die Schwangerschaft fort. Wegen der Aufregung und wegen der trotzdem anhaltenden Sorgen schlief Frau D. in den Wochen danach sehr schlecht und war permanent erschöpft. Deswegen gönnte sie sich eine umfassende Unterstützung und Vorbereitung auf die Geburt. Neben der weiteren medizinische Betreuung durch ihre Ärztin ließ sie sich die ganze Zeit von einer Hebamme begleiten und betreuen. Die Hebamme nahm sich viel Zeit für Familie D. und ihr Baby und die Unterstützung gab den Eltern neue Kraft.

Viele Frauen beziehungsweise Paare genießen darüber hinaus die Erfahrung und den Austausch in einer Geburtsvorbereitungsgruppe, anderen ist eine individuelle Begleitung in Einzelstunden lieber. Eine Kombination von beidem ist erfahrungsgemäß am besten und wohltuendsten.

Bei einem »negativen« Befund der Fruchtwasseruntersuchung sind schwangere Frauen erleichtert, denn dies bedeutet, dass keine der befürchteten Abweichungen vorliegen. Bei einem »positiven« Befund müssen sich schwangere Frauen meist unvorbereitet und überraschend unter Zeitdruck für die Fortsetzung oder den Abbruch der Schwangerschaft entscheiden.

Daraus entwickelt sich ein enormer Entscheidungsdruck, denn eine Nichtentscheidung oder auch nur Verzögerung ist in dieser Situation quasi nicht möglich. Das Kapitel *Der Konflikt zwischen Verantwortung, Angst und Liebe* beschäftigt sich ausführlich mit diesem Thema.

Nabelschnurpunktion

Bei einem unklaren Befund der Fruchtwasseruntersuchung wird zur weiteren Abklärung eine Nabelschnurpunktion empfohlen. Diese Untersuchungsmethode lässt sich ab der 16. Schwangerschaftswoche durchführen. Dabei wird durch die Bauchdecke der schwangeren Frau kindliches Blut aus der Nabelschnur entnommen.

Die Punktion ist einfacher, wenn die Schwangerschaft bereits fortgeschritten ist, weil die Nabelschnur dann dicker ist. Eine Rhesusunverträglichkeit kann untersucht und deren Ausmaß bestimmt werden. Hat das Ungeborene eine Rhesusunverträglichkeit und Blutarmut, ist eine Bluttransfusion möglich. Die Nabelschnurpunktion kommt außerdem bei Verdacht auf Infektionen wie Röteln und bei der Suche nach einigen anderen diagnostizierbaren Erkrankungen zum Einsatz.

Bei eventuellen Infektionen des Kindes kann die Mutter Medikamente zur Therapie ihres Babys einnehmen. Das Ergebnis erfährt man nach zwei bis vier Tagen, es sind Befunde wie bei der Fruchtwasseruntersuchung möglich. Das Risiko für eine Fehlgeburt beträgt 1 bis 3 Prozent, das heißt also 1 bis 3 Fehlgeburten bei 100 Untersuchungen. Das Untersuchungsergebnis bildet bei Befund einer schweren fetalen Anämie, bei einer Rhesusunverträglichkeit des Ungeborenen sowie bei einer fetalen Infektion die Voraussetzung für Behandlungsmöglichkeiten.

Methoden der Pränataldiagnostik auf einen Blick

In dieser Tabelle sind noch einmal alle nichtinvasiven und invasiven Methoden der Pränataldiagnostik, der Schwangerschaftszeitraum, in dem sie durchgeführt werden, sowie ihr Nutzen und Risiko für Mutter und Kind noch einmal übersichtlich zusammengefasst:

Methode	Woche	Nutzen	Körperliches Risiko
1.Ultraschall Nichtinvasiv	10	Schwangerschaftsstadium bestimmen, Ausschluss von Eileiter- und Bauchhöhlenschwangerschaft, Diagnose Mehrlingsschwangerschaften, Plazentalokalisation	keines
2.Ultraschall	20	Fehlbildungsdiagnostik	keines
3.Ultraschall	30	Beobachtung der Plazenta und des Muttermundes, der Herztätigkeit, des Wachstums, Informationen für die Geburtsplanung	keines
Nackenfalten-Messung Nichtinvasiv	12–14	Statistische Risikoeinschätzung für einen Herzfehler, eine Chromosomenabweichung und über ein mögliches Down-Syndrom. Wird gerne mit Ersttrimester-Test gekoppelt	keines
Ersttrimester-Test Nichtinvasiv	11–13	Statistische Risikoeinschätzung für eine eventuelle Normabweichung	keines

Doppler-Ultraschall Nichtinvasiv	20	Informationen über Sauerstoff- und Nährstoffversorgung, Kontrolle über Entwicklung des Herzens	10-fach höhere Belastung als normaler Ultraschall, dadurch mögliche Wärme- und Geräuschentwicklung
Chorionzottenbiopsie Invasiv	11	Chromosomenbefund über Chromosomenabweichung, Gendefekte, vererbbare Stoffwechsel- und Muskelerkrankungen, fetale Rötelinfektion, Bestimmung fetaler Rhesusfaktor	Fehlgeburtsrisiko 0,5–2%, Blutungen
Fruchtwasseruntersuchung Invasiv	14–20	Chromosomenbefund über Chromosomenabweichungen, vererbbare Muskel- und Stoffwechselerkrankungen, Neuralrohrdefekte	Fehlgeburtsrisiko, 0,5–1%, Blutungen
Nabelschnurpunktion Invasiv	18	Befund über Rhesusunverträglichkeit, bei Rötelinfektion, bei der Suche nach diagnostizierbaren Erkrankungen	Fehlgeburts-Risiko 1–3%

Die Spirale der Untersuchungen

Der Sinn von Screening-Untersuchungen und Messungen in der Frühschwangerschaft ist es, Normabweichungen aufzufinden. Ein Screening ist eine diagnostische Maßnahme im Rahmen der Früherkennung. Die Untersuchungen haben das Ziel, bestimmte Krankheiten bereits in einem Stadium zu erkennen, in dem noch keine Symptome aufgetreten sind. Ergebnisse im Normbereich sprechen dafür, dass keine erkennbaren Fehlbildungen vorliegen und sind sehr beruhigend. So ist es auch meistens. Da die vorgegebenen Raster und Normen zwischen Basisuntersuchung und hoch spezialisierter Fehlbildungsdiagnostik aber sehr eng gefasst sind, kann es leider in seltenen Fällen auch Falsch- und Fehldiagnosen geben. Diese sind für Frauen und Paare eine enorme seelische Belastung. Da jeder Arzt die Pflicht hat, über Risiken und Diagnosemöglichkeiten aufzuklären, geschieht der Einstieg in die Fehlbildungsdiagnostik und die Risikowahrscheinlichkeitseinschätzung fließend. Oftmals stehen die Ärzte unter einem hohen Druck, denn werdende Eltern erwarten von ihnen, dass sie dafür sorgen, dass die Schwangerschaft problemlos verläuft und das Baby gesund auf die Welt kommt. Schnell stecken Mediziner dann in der Bredouille: auf der einen Seite möchten sie ihre Patientinnen nicht unnötig beunruhigen, auf der anderen Seite wollen sie jedoch keine Schadensklagen oder sonstige juristische Auseinandersetzungen riskieren. Daher sichern sie sich beruflich ab, indem sie weitere invasive Untersuchungen empfehlen, auch wenn diese gar nicht notwendig sind.

Grundsätzlich lassen sich aus den Ergebnissen von nichtinvasiven Untersuchungen statistische Risikoeinschätzungen ableiten. Oftmals ist es schwangeren Frauen neu und wird in der Praxis der Vorsorgeuntersuchungen zunächst nicht deutlich, dass Fehlbildungsdiagnostik bereits mit der ersten Ultraschalluntersuchung beginnt. Denn schon bei einfacheren Ultraschallgeräten können auffallende Abweichungen und verdickte Nackenfalten erkannt oder zumindest vermutet werden. Solche Vermutungen können aber nur durch weitere invasive Untersuchungen bestätigt oder entkräftet werden. Selbst ein Verdacht, der sich im Laufe weiterer Untersuchungen nicht bestätigt und entkräftet wird, kann nachhaltig verunsichern, sodass bei vielen schwangeren Frauen trotz oder gerade wegen der Untersuchung die Unruhe bestehen bleibt. Dabei ist zu bedenken, dass die Qualität der einzelnen Untersuchung sowohl abhängig von der Qualifikation des Untersuchers ist als auch von der technischen Qualität des Ultraschallgerätes.

Invasive Methoden der pränatalen Diagnostik sind keine Routineuntersuchungen und werden nur bei Indikatoren einer

Risikoschwangerschaft angewandt. Sie sind verbunden mit Eingriffen in den Körper der Mutter und ergeben eine erhöhte Wahrscheinlichkeit für eine Fehlgeburt. Das Untersuchungsergebnis ist eine direkte Aussage mit einem Befund.

Um die durch eine erste Untersuchung verlorene Ruhe und Zuversicht zurückzuerlangen, begeben sich viele schwangere Frauen in die riskante Spirale weiterer Untersuchungen und sind glücklich, wenn irgendwann Entwarnung gegeben wird. Doch das Sicherheitsgefühl kann durch die erste Diagnose und den erlittenen Schrecken für die weitere Schwangerschaft empfindlich gestört sein, wie das nachstehende Beispiel zeigt.

Bei einer Routineuntersuchung im Rahmen der allgemeinen Schwangerenvorsorge mit Ultraschall wurden bei Frau P. ungenaue Auffälligkeiten des Ungeborenen gesehen, die nicht klar zu definieren waren. Zur weiteren Abklärung wurde die Schwangere zur Messung der Nackenfalte an eine Spezialpraxis überwiesen. Dabei wurden Einlagerungen in der Nackenfalte festgestellt. Zur weiteren Abklärung wurde Frau P. zu einer Fruchtwasseruntersuchung geraten. Auf Anraten ihres behandelnden Arztes ließ sie diese Untersuchung machen. Dabei konnte allerdings keine klare Aussage getroffen werden. Deshalb wurde dringend eine Nabelschnurpunktion empfohlen, um endlich eine genaue Information zu bekommen. Diese wurde auch durchgeführt und dabei wurde ausdrücklich festgestellt, dass das Ungeborene keinen abweichenden Chromosomensatz und keine Fehlbildung aufweisen würde. Zunächst waren die werdenden Eltern erleichtert. Die Zeit des Hoffens und Bangens war endlich vorüber. Doch es fiel ihnen schwer, in die Normalität einer Schwangerschaft zurückzufinden, denn die zurückliegenden wochenlangen Schockerlebnisse saßen tief. Die werdenden Eltern waren traumatisiert, Frau P. fühlte sich wie gelähmt und war oft erschöpft. Sie benötigte deshalb umfangreiche psychosoziale Beratung, um wieder in einen normalen Schwangerenalltag zurückzufinden. Die Empfindungen zu ihrem ungeborenen Kind wurden durch die von den Untersuchungen ausgelösten Sorgen blockiert. Es fiel der Frau schwer, in der weiteren Schwangerschaft wieder eine Beziehung zu ihrem Kind aufzubauen, nach ihren eigenen Aussagen hatte sie das Gefühl, wie oberhalb des Bauches abgetrennt zu sein.

Erhalten werdende Eltern als Ergebnis der Untersuchungen eine Diagnose mit einem Befund für eine Fehlbildung, setzen sie natürlich große Hoffnung in geeignete Behandlungsmöglichkeiten. Leider können nur 3 Prozent der Kinder, bei denen vorgeburtlich eine Fehlbildung festgestellt wurde, aufgrund der frühen Diagnostik bereits vor der Geburt mit besonderen Behandlungsmöglichkeiten therapiert werden. Einem Teil der Kinder kann jedoch mit dem frühen Wissen um Behandlungsbedarf gleich bei und nach der Geburt geholfen werden. Die werdenden Eltern, deren Kinder nicht behandelt werden können, sehen sich dann vor die Frage gestellt, ob sie die Schwangerschaft weiterführen oder beenden sollen. Damit stehen beide Partner unvermittelt vor einer schweren und nach menschlichem Ermessen fast nicht zu treffenden Entscheidung.

Herr und Frau L. waren 36 und 38 Jahre alt. Sie erwarteten ihr zweites Kind. Da Herr L. gerade eine lange und schwere Krankheit hatte, war die familiäre Situation sehr angespannt. Ein behindertes Kind würde das Paar stark überfordern. Frau L. machte sich viele Zukunftssorgen und suchte Beruhigung. Deswegen wollte sie alle medizinischen Möglichkeiten nutzen, um sich anschließend sicher zu fühlen. Das Ergebnis der pränataldiagnostischen Untersuchungen war ein niederschmetternder,»positiver« Befund: Ihr ungeborenes Kind hatte eine Chromosomenanomalie, Trisomie 18. Das Kind würde, so die Prognose, nicht oder nur sehr kurze Zeit, höchstwahrscheinlich nur wenige Stunden oder Tage, lebensfähig sein und dann versterben. Solange das Kind sich allerdings im Bauch der Mutter befände, wäre es ausreichend und gut versorgt. Frau L. fühlte sich völlig überfordert, ihre Welt brach zusammen. Das Paar stand vor einem schier unlösbaren Problem, denn es gab nur zwei Alternativen: die Schwangerschaft vorzeitig zu beenden oder das Kind auszutragen und auf seinem kurzen Weg zu begleiten. Familie L. dachte auch an ihr erstes Kind und daran, wie sie all diese Belastungen bewältigen sollten.

   In einer psychosozialen Beratungsstelle zu Pränataldiagnostik fanden sie schließlich Hilfe. In mehreren Beratungsgesprächen, weit weg vom Klinikalltag, konnten Herr und Frau L. ihre Situation überdenken. Mit der behutsamen Begleitung der Beraterin stellten sie sich vor, die Schwangerschaft zu beenden, welche Medikamente dazu nötig sein würden, welche Hebamme sie bei der Geburt betreuen würde und wie Herr L. seine Frau auf diesem schweren Weg begleiten könne. Sie spürten, dass es für sie nicht stimmig war, selbst in den natürlichen Lebenskreislauf einzugreifen und entschieden sich deshalb dafür, die Schwangerschaft weiterzuführen und die Zeit der Schwangerschaft und die Geburt als die Lebenszeit ihres Kindes zu betrachten. Mit einer Hebamme und einem Kinderarzt bereitete Familie L. sich auf eine Hausgeburt vor. Sie wollten die kurze und überaus wertvolle Zeit mit ihrem Kind auskosten und unnötige, da erfolglose medizinische Untersuchungen und lebenserhaltende Maßnahmen des Kindes vermeiden. Das Baby kam auf die Welt, lebte einen Tag und verstarb ruhig und friedlich in den Armen seiner Mutter.

Kritiker der Untersuchungsmethode des Frühscreenings warnen davor, alle schwangeren Frauen mit dieser Untersuchung zu erfassen, und zwar unabhängig davon, ob es in der konkreten Einzelsituation besondere Gründe durch Risikofaktoren für eine spezielle Beobachtung gibt. Sie sehen die Verhältnismäßigkeit von Chancen und Nebenwirkungen nicht gewahrt, denn die enormen psychischen Auswirkungen und die Stressoren, die von dieser Untersuchung ausgehen können, setzen viele Schwangere großen Belastungen aus. Der Punkt der Verhältnismäßigkeit drückt sich auch ganz nüchtern in Zahlen aus: Circa 95 Prozent aller Kinder kommen gesund auf die Welt. Doch auch hier gilt: Persönliche Betroffenheit und persönliche Grenzen lassen sich nicht allgemeingültig formulieren und müssen in jeder konkreten Situation individuell gefunden werden.

Getrübtes Glück durch
den Risikoblick

Es wäre so schön, einfach nur schwanger zu sein und die Vorfreude auf das süße Baby als die Krönung einer großen Liebe genießen zu können. Leider ist ein solches Glück heute nur noch selten die Realität, denn die Möglichkeiten der Pränataldiagnostik bringen es neben allen positiven Effekten mit sich, dass man mit der Schwangerschaft gleich ein Alarmwort im Sinn hat: Risiko. Die Schwangerschaft als eine Zeit, in der Frauen »guter Hoffnung« sind, in der alle, ob Familie, Freunde, Ärzte, auf einen guten Ausgang hoffen – das gibt es heute nicht mehr. Seit der Etablierung pränataldiagnostischer Routineuntersuchungen in der allgemeinen Schwangerenvorsorge kann die Vorfreude auf das Elternwerden kaum noch in dieser ursprünglichen und natürlichen Weise erlebt werden. So ist es inzwischen üblich, dass der Arzt nicht mehr nur zur Schwangerschaft gratuliert, sondern im gleichen Atemzug auch schon die Möglichkeiten aufzählt, mit denen man eventuelle Probleme entdecken und behandeln könnte.

Seit der rasanten Entwicklung der Pränataldiagnostik in den letzten zwanzig Jahren und deren festen Platz in der allgemeinen Schwangerenvorsorge wird sich jeder, der privat oder beruflich mit Schwangerschaft in Berührung kommt, gleichzeitig auch grundsätzlich mit dem Risikobegriff beschäftigen. Spätestens seit der Einführung der Methode des Ersttrimester-Screenings wird bei jeder schwangeren Frau bereits in der frühen Schwangerschaft, nämlich ab der 10. Woche, nach Normabweichungen und somit nach einem möglichen Risiko gesucht. Jede Schwangerschaft wird damit von Beginn an einseitig und vorwiegend aus einem medizinisch-technischen Blickwinkel betrachtet. Ein natürliches Geschehen wird damit als ein potenziell höchst riskanter Zustand angesehen.

Man begründet dieses Vorgehen mit der berechtigten Sorge um die Gesundheit des Ungeborenen und der Möglichkeit, dass nicht jedes Kind unbedingt gesund geboren wird beziehungsweise den Normen entspricht. In dieser Herangehensweise wird unter Gefahr das Risiko verstanden, dass die Frau ein Kind mit einer Fehlbildung oder einer Chromosomenabweichung wie etwa Trisomie 21 erwartet. Mit dem Begriff »Risiko« ist ein Umstand gemeint, den es zu vermeiden gilt: das behinderte Kind. Die Sorge der werdenden Eltern knüpft am Bewusstsein an, dass Gesundheit sehr wertvoll und durchaus nicht selbstverständlich ist. Verständlicherweise wünschen sich alle werdenden Eltern, dass ihr Kind gesund und glücklich aufwachsen kann, dass es sich bestmöglich entfaltet und auch, dass es sich nicht grundlegend von anderen Kindern unterscheidet. Sie wünschen sich ein Kind, das ihrem bisherigen Bild vom eigenen Kind entspricht und ihnen selbst ein Leben in Normalität ermöglicht. Jede werdende Mutter trägt die Sorge in sich, dass es auch anders sein könnte, und ist daher für Argumente in diese Richtung sehr empfänglich. Sie reagiert auf alles, was mit diesem Themenkreis zu tun hat, sehr sensibel und empfindlich, will sie doch verständlicherweise ihrer Verantwortung für das in ihr wachsende Leben vollauf gerecht werden. Als am schlimmsten empfinden es werdende Eltern, wenn das Untersuchungsergebnis widersprüchlich ist, sodass keine klare Aussage getroffen werden kann:

Frau M. war 33 Jahre alt. Sie gehörte keiner Risikogruppe an, war mit ihrem ersten Kind in der 16. Woche und freute sich riesig über die Schwangerschaft. Bisher lief alles wie geplant. Das Kind war ein Wunschkind und das Paar musste nicht lange auf die Schwangerschaft warten. Frau M. fühlte sich gut und hatte keinerlei Schwangerschaftsbeschwerden. Gedanklich bereitete sie sich schon auf ihr Mutter-Sein vor und spielte in Tagträumen Alltagssituationen durch. Sie dachte über praktische Dinge nach, so zum Beispiel, ob sie ihr Kind lieber stillen oder mit der Flasche füttern sollte, welche Wickelart die beste sei und viele andere Dinge mehr. Ihre Schwester hatte schon ein Kind. Die beiden Frauen verstanden sich sehr gut und schmiedeten schon gemeinsame Pläne mit ihren beiden kleinen Kindern. Sie planten Urlaube, Ausflüge und Spielenachmittage. Sie wollten sich im Alltag gegenseitig unterstützten und freuten sich darüber, dass das Schicksal es so gut mit ihnen meinte.

Obwohl sich Frau M. sicher war, dass bei ihrem Kind keine Normabweichung auftreten würde, ließ sie ein Frühscreening machen und erwartete mit dem Untersuchungsergebnis eigentlich nur noch die Bestätigung ihres guten Gefühls. Eine Nackentransparenz-Messung und ein Bluttest wurden durchgeführt. Das Ergebnis der Nackenfalten-Messung war gut und gab keinerlei Anzeichen auf die Wahrscheinlichkeit einer Fehlbildung. Das Ergebnis des Bluttests war allerdings bedenklich. Mit dieser widersprüchlichen Aussage konnte Frau M. zunächst gar nichts anfangen. Das Ergebnis der einen diagnostischen Untersuchung war gut und gab einen optimalen Risikowert an, das Ergebnis der anderen Untersuchung zeigte einen stark erhöhten Risikowert. Was sollte sie jetzt glauben? Nach eigenen Aussagen fühlte sich Frau M., als hätte sie Watte in den Ohren, alle weiteren Informationen des Arztes nahm sie nur noch wie durch einen Nebel auf, so als sei alles ganz weit weg. Sie konnte nicht glauben, dass ihr so etwas passierte und etwas mit ihrem Baby nicht in Ordnung sein könnte. Frau M. war irritiert und verzweifelt. Sie rief weinend ihren Mann an, der sie von der Praxis abholte und nach Hause begleitete. Frau M. legte sich unter Tränen ins Bett, schlief aber die ganze Nacht schlecht und fand keine Ruhe. Ihre Verunsicherung war unglaublich groß. Sie zweifelte an sich selbst, vielleicht hatte sie etwas falsch verstanden, oder vielleicht waren die Proben vertauscht? Am nächsten Tag veranlasste sie eine Wiederholung der Untersuchung. Das bedenkliche Untersuchungsergebnis wurde dabei bestätigt, auch jetzt gab es einen stark erhöhten Wert an. Der Arzt riet Frau M. zu einer Amniozentese. Frau M. fühlte sich zunächst nicht in der Lage, sich für die Untersuchung zu entscheiden. Sie hatte nur noch Angst und fühlte sich depressiv. Zwei Tage lang machte sie gar nichts, starrte nur an die Wand und ging auch nicht mehr zur Arbeit. Sie quälten Fragen über Fragen, denn eine Fruchtwasseruntersuchung hatte sie eigentlich nicht machen lassen wollen, weil sie diese als einen Angriff auf ihr Baby empfand. Doch andererseits wollte sie wissen, was mit ihrem Kind los ist und nichts versäumen, was für das Kind hilfreich sein könnte. Auch Herr M. war in diesen Tagen betroffen, traurig und zurückhaltend. Er war bestrebt, alles zu tun, damit es seiner Frau wieder besser gehe, egal wie. Er selbst war für die Amniozentese, um endlich wieder Klarheit zu haben, aber er überließ die Entscheidung seiner Frau, weil sie sich der Untersuchung unterziehen musste.

Das problematische Untersuchungsergebnis hatte Frau M.s Gefühle zu ihrem Baby verändert. Sie waren noch stärker geworden. Frau M. hatte das dringende Bedürfnis, es zu beschützen. Sie fürchtete sich aber auch vor einer möglichen unangenehmen Wahrheit, also vor einer Behinderung ihres Kindes, erinnerte sich dann aber an einen behinderten Nachbarjungen aus ihrer Kindheit. Aus diesem Jungen war ein sehr netter, freundlicher junger Mann geworden, und die Erinnerung machten ihr Mut. Die beiden werdenden Eltern überlegten in dieser schwierigen Situation konkret, wie sie ihren Alltag gestalten würden, wenn ihr Kind behindert sein würde. Wie würden sie das als Paar bewältigen? Sie sprachen über Vertrauen und Sicherheit und holten sich Unterstützung bei Freunden und in ihrer Familie, um sich darüber klar zu werden, was sie zu bewältigen imstande waren. Außerdem suchten Herr und Frau M. Hilfe in einer psychosozialen Beratung zu Pränataldiagnostik. In mehreren Beratungsgesprächen wägten sie die verschiedenen Lösungsmöglichkeiten ab. Die Entscheidung für die richtige Lösung fiel beiden schwer, denn zwischen Wut und Enttäuschung über das Untersuchungsergebnis mischten sich immer wieder auch Zuversicht und Mut. Zunächst tendierte das Paar dazu, weitere Untersuchungen zu machen. Sie schliefen eine Nacht darüber und korrigierten dann diesen Entschluss. Das Paar spürte während dieses Entscheidungsprozesses, dass ein Abbruch der Schwangerschaft für sie nicht infrage käme. Frau M. sagte, sie könnte damit nicht leben. Beide Eltern entschieden sich deshalb auch, keine weiteren invasiven Untersuchungen vornehmen zu lassen und die Schwangerschaft fortzusetzen. Sie bemühten sich darum, wieder zur Ruhe zu kommen und den Schrecken zu verarbeiten. In der weiteren Schwangerschaft ließ sich Frau M. sowohl von ihrer Gynäkologin als auch von einer Hebamme begleiten. Außerdem nahmen Frau und Herr M. an einem Geburtsvorbereitungskurs teil. Das Zusammensein und der Austausch mit anderen werdenden Eltern ließ beide wieder optimistisch in die Zukunft blicken und hoffnungsvoll die Geburt ihres Kindes erwarten.

Risikoverständnis aus unterschiedlichen Perspektiven

Das Risiko kann, abhängig von der persönlichen Betroffenheit und den persönlichen Interessen, aus verschiedenen Perspektiven gesehen und unterschiedlich empfunden werden. Aus dem Blickwinkel der schwangeren Frau und ihres Partners handelt es sich um ein anderes Risikoverständnis mit völlig anderen Folgen, als sie die professionelle Sicht des Pränataldiagnostikers oder die gesellschaftliche Perspektive betreffen. Alle am Schwangerschaftsprozess Beteiligten sprechen von Angst. Sie verbinden damit aber völlig unterschiedliche Ängste und unterschiedliche Konsequenzen. Der Arzt denkt an andere Risiken als die werdende Mutter und der werdende Vater. Das zunächst einmal gleiche Risiko wird verschieden erlebt, abhängig von der persönlichen Situation und der Interessenlage. Persönliche Risiken werden individuell bewertet und aus verschiedenen Blickwinkeln und durch unterschiedliche Personen auch häufig unter- oder überschätzt, deshalb können individuelle Risiken auch nicht wertneutral beurteilt werden.

Einerseits kann ein Risiko als ein statistischer Wert berechnet werden, was zu einer in den Grenzen der Wahrscheinlichkeit gültigen konkreten Aussage führt. Die Bewertung dieser Aussage allerdings kann nicht neutral sein. So wird ein vorerst neutraler, abstrakter Risikowert individuell wahrgenommen und beurteilt und verliert somit seine Neutralität. Die Frage nach einem Risiko ist deshalb unvermeidlich geprägt von der Persönlichkeit und den Interessen der Fragesteller. Erkundigt sich eine schwangere Frau nach ihrem Risiko, ein Kind mit einer Schädigung zu bekommen, so verbirgt sich hinter dieser Frage eine Befürchtung mit viel weiter reichenden Konsequenzen, als wenn ein professionell Beteiligter dieselbe Frage beantwortet haben möchte.

Der Blick der schwangeren Frau

Es ist ein Bedürfnis jeder Mutter, die Schwangerschaft möglichst angstfrei zu erleben. Stimmungsschwankungen in der Schwangerschaft sind üblich, sie gehören zu dieser Zeit wie der runde Bauch. Doch auch wenn diese Gefühlsschwankungen normal sind, ist die Situation trotzdem eine große emotionale Herausforderung für viele Frauen und ihre Partner. Die Eigendynamik der Emotionen verunsichert nicht selten und wirft die Frauen aus dem Gleichgewicht. Schwangere Frauen sehnen sich nach Sicherheit und Gewissheit. Sie wollen optimale Betreuung, um möglichst alle auftauchenden Sorgen und Ängste beruhigt wieder ziehen lassen zu können. Viele Frauen glauben daher, dass sie alle vorhandenen Angebote der Pränataldiagnostik nutzen sollten, um bestens versorgt und anschließend beruhigt sein zu können. Sie erhoffen sich von möglichst vielen Untersuchungen die maximal mögliche Beruhigung.

In unserer modernen Kultur gibt es im nichtmedizinischen Raum leider kaum Strukturen oder auch Rituale, die Frauen während der Schwangerschaft Sicherheit vermitteln und ein wachsendes mütterliches Zutrauen zu sich selbst geben könnten. Frauen sind hier vielfach auf den Rat von Fachleuten angewiesen. Da sie naturgemäß während der Schwangerschaft sehr verletzlich und leicht zu irritieren sind, kann im Ergebnis diagnostischer Untersuchungen schon eine kleine Abweichung vom Normalfall für die Frau zum Stressfall werden. Statt der gewünschten Beruhigung wird sie unerwartet in helle Aufregung und Unruhe versetzt und sucht nun verzweifelt nach Möglichkeiten, wieder zur Ruhe zu kommen.

Wir empfehlen Ihnen die Teilnahme an einem Geburtsvorbereitungskurs, denn dort kann man sich nach einem erlittenen Schrecken wieder am besten entspannen. Ein solcher Kurs bietet auch die Möglichkeit, sich mit anderen Schwangeren auszutauschen. Ein Beispiel dafür ist die Messung der Größe des Kindes: Das Wachstum des Ungeborenen wird während der Vorsorgeuntersuchungen mit Ultraschall beobachtet. Es gibt nur wenige medizinische Untersuchungen, bei denen Arzt und Patientin so dicht zusammen sind und zudem das Untersuchungsergebnis so unmittelbar und sofort sichtbar wird wie beim Ultraschall. Während Arzt und Mutter auf den Monitor schauen, ist die Mutter ganz offen und emotional berührt. Es ist ein unvergleichlicher Moment, das eigene Kind im eigenen Bauch zu sehen. Nun kann es sein, dass der Arzt bestimmte Abweichungen bemerkt. Selbst bei der größten Selbstbeherrschung des Arztes würde die schwangere Frau seine Stimmungsveränderung spüren. Sie würde es an seiner Stimme oder Körpersprache merken und wäre sofort beunruhigt und verunsichert. Jede Frau erlebt ihre Schwangerschaft anders und interpretiert die Situationen unterschiedlich. So könnte es sein, dass eine selbst etwas kleinere Frau sehr in Sorge ist, weil ihr Kind nach Aussagen des Arztes zu klein ist und nicht der durchschnittlichen Größe eines Neugeborenen in der betreffenden Schwangerschaftswoche entspricht. In solchen Fällen hilft der Geburtsvorbereitungskurs: Hier könnte eine weitere Frau ein ähnliches Problem haben nur mit anderen Vorzeichen, denn ihr Kind soll zu groß sein. Eine dritte Kursteilnehmerin erwartet bereits ihr drittes Kind und berichtet, dass bei beiden bereits geborenen Kindern in der Schwangerschaft angenommen wurde, die Kinder seien zu klein, sie entsprachen aber bei der Geburt einer durchschnittlichen Größe. So können sich Sorgen und Ängste im Kontakt mit anderen Frauen manchmal auch relativieren und an Schärfe verlieren.

Ein diagnostiziertes Risiko wird von jedem Menschen anders bewertet. So ist es ebenfalls möglich, dass schwangere Frauen die Diagnose Down-Syndrom unterschiedlich erleben. Während für die eine Frau die Welt zusammenbricht und sie wegen der Diagnose in eine schwere persönliche Krise stürzt, ist eine andere Frau über die gleiche Diagnose zunächst ebenfalls bestürzt und reagiert mit Trauer und Ratlosigkeit, arrangiert sich dann aber damit und bereitet sich auf die Geburt und ein Leben mit einem besonderen Kind vor. Eine relativ ähnliche Diagnose kann zu unterschiedlichen Reaktionen führen.

Der Nutzen oder eventuelle Schaden der Untersuchungen und ihrer Ergebnisse kann keinem allgemeinen Schema entsprechen. Jede schwangere Frau und ihr Partner erleben und bewerten dies individuell. Und niemand kann von sich selbst vorher genau sagen, wie er selbst in einer solchen Situation reagieren würde. Ein guter Arzt wird Sie nicht drängen und den Stress mitberücksichtigen, den der Befund bei Ihnen auslöst.

Der Blick des werdenden Vaters

Die Ängste von werdenden Vätern finden nur selten Beachtung. Dabei stehen die Männer oft unter einer ganz besonderen Belastung, denn sie sehen die Risiken unter dem Blickwinkel der eigenen Verantwortung für die Frau und das ungeborene Kind und für die vielleicht bereits in der Familie lebenden Kinder. Sie sind natürlich auch emotional besorgt um die Gesundheit von Mutter und Kind. Gleichzeitig beobachten Männer an ihrer Partnerin, wie sehr sie sich nach Sicherheit sehnt.

Oft wissen die Männer, dass jeder zusätzliche Stress vermieden werden sollte, denn es ist bekannt, dass übermäßige Mengen an Stresshormonen bei der Frau wichtige Wachstumsfaktoren des Fetus hemmen. Sie würden gern alles tun, um die junge Familie zu stärken und zu schützen, und spüren auch, dass in dieser Zeit jede Art der Unterstützung willkommen ist. Je nach Schwangerschaftsverlauf lassen sie sich nun stärker in die alltäglichen Arbeiten im Haushalt einbinden, und falls bereits Kinder da sind, kümmern sie sich verstärkt um deren Bedürfnisse, denn auch diese ändern sich jetzt. Viele Geschwisterkinder machen in der Schwangerschaft der Mutter einen bemerkenswerten Entwicklungsschub. So ist es möglich, dass Kleinkinder jetzt ihre Autonomie entdecken, Freude am »Selbermachen« entwickeln und deshalb in dieser Entwicklungszeit zugleich auch mehr Zuwendung brauchen. Sie wollen beispielsweise selbst auf die Toilette gehen oder die Stufen im Treppenhaus schaffen. Mit dem Familienzuwachs verändern sie ihre Position in der Familienkonstellation und werden eine große Schwester oder ein großer Bruder. Viele Kinder wenden sich in dieser Phase verstärkt ihrem Vater zu und entdecken ihn noch einmal ganz neu. Darüber freuen sich die meisten Väter und sind sehr stolz, doch spüren sie dabei auch, dass sie zusätzlich gefordert sind. Mit dem Familienzuwachs muss auch die finanzielle Basis neu überdacht und gesichert werden. Deshalb konzentrieren Väter in dieser Zeit viel Aufmerksamkeit auf ihren beruflichen Alltag und spüren insgesamt eine persönliche Mehrbelastung. Die Sorge und die Angst um die Sicherheit der Familie können sie in dieser Zeit sehr bewegen. Die Familie soll beschützt und versorgt sein – und schon der Gedanke an ein möglicherweise behindertes Kind wirkt dann belastend. Gerade Väter schätzen die Ängste vor sozialer Diskriminierung und Isolation nach der Geburt eines behinderten Kindes zum jetzigen Zeitpunkt der Schwangerschaft häufig gravierender ein als die möglichen Nebenwirkungen und Risiken der vorgeburtlichen Diagnostik. Mögliche Folgen invasiver Untersuchungen wie vorzeitige Wehen als Auslöser einer Frühgeburt oder das Ende der Schwangerschaft durch eine mögliche Fehlgeburt blenden Männer oft aus, vor allem deswegen, weil sie sich diese Konsequenzen nicht vorstellen können.

Der Risikoblick richtet sich auf das ungeborene Kind

All die Untersuchungen, um die es uns hier geht, bieten vielfältige Chancen und auch Risiken für das Ungeborene. Je nachdem, wie man die Anwendung der pränataldiagnostischen Untersuchungsverfahren empfindet, können die gleichen Argumente sowohl für als auch gegen eine Anwendung sprechen. Die Inanspruchnahme kann beruhigen und von Ängsten befreien und damit die mütterliche Stressbelastung verringern, und sich somit positiv auf die Schwangerschaft auswirken. Es ist aber ebenso möglich, dass Ängste und Stress durch die Anwendung verstärkt werden und sich dann störend auf die Schwangerschaft auswirken. Obwohl

Schwangerschaftsrisiken auf ein Minimum reduziert sind, sind schwangere Frauen immer noch sehr von Schwangerschaftsängsten geplagt. Die Chancen der Methoden der Pränataldiagnostik bestehen darin, dass durch die frühzeitige Diagnose für die Kinder – in wenigen Fällen – Behandlungsmöglichkeiten gegeben sind und genutzt werden können. Zusätzlich gibt sie den Eltern die Möglichkeit, bereits in der Schwangerschaft einen erlittenen Schock zu verarbeiten, um nach der Geburt emotional ganz für ihr Baby da zu sein. Sie können sich auf das Leben mit einem besonderen Kind vorbereiten, können Möglichkeiten der Integration und auch die Gefahr der gesellschaftlichen Ausgrenzung durchdenken. Besondere organisatorische Vorbereitungen wie der Kontakt zu medizinischen Hilfen können schon im Vorfeld getroffen werden. Und natürlich ist es häufig der Fall, dass eine ängstliche, werdende Mutter nach einem guten Ausgang der Untersuchungen von ihrem schädlichen Stress befreit ist und wieder zur Ruhe kommt, was wiederum auch dem Kind guttut. Es wird auf der anderen Seite allerdings sehr häufig beobachtet, dass sich die Belastung für die Mutter durch die diagnostischen Untersuchungen erhöht, besonders dann, wenn sich zunächst Unklarheiten ergeben, die sich bei einer Kontrolluntersuchung in Luft auflösen. Nicht wenige Frauen erleiden in dieser Phase der völligen Ungewissheit einen schweren Schock und sind nachhaltig traumatisiert.

Der Stress der Mutter überträgt sich auf das Kind, beispielsweise wirkt sich der pränatal erhöhte Stresshormonspiegel unter Umständen ungünstig auf die kindliche Gehirnentwicklung und in der Folge ungünstig auf die Verhaltensregulation des Kindes aus. Viele wissenschaftliche Untersuchungen beschäftigten sich mit den Auswirkungen von pränatalem Stress auf die Persönlichkeitsentwicklung des späteren Säuglings. So werden Regulationsstörungen beim Kind – wie etwa bei »Schreibabys« – in Ergebnissen der Bindungsforschung in Zusammenhang mit pränataler Stressbelastung gebracht. Invasive Untersuchungen bergen darüber hinaus eine Verletzungs- und Infektionsgefahr für die Mutter und für das Kind. Wie schon erwähnt, können sie das

Risiko einer Fehlgeburt erhöhen oder zu vorzeitigen Wehen füh-ren. Eine daraus resultierende Frühgeburt ist trotz des hohen medizinischen Behandlungsniveaus hierzulande immer noch ein sehr großes Risiko für ein Neugeborenes. Die gesundheitlichen und seelischen Auswirkungen einer Frühgeburt dürfen deshalb auch nicht unterschätzt werden.

Risikoblick des Arztes

Die enormen medizinischen Fortschritte in den letzten zwanzig Jahren haben zu immer besseren diagnostischen und therapeuti-schen Möglichkeiten geführt. Mit der regelmäßigen medizini-schen Betreuung durch Vorsorgeuntersuchungen und durch diagnostische Methoden können Risiken früher erkannt und, wenn möglich, rechtzeitig behandelt werden. Durch die allge-mein übliche medizinische Begleitung von Schwangeren ging die Sterblichkeit von Müttern und Kindern vor, während und nach der Geburt in den letzten hundert Jahren stark zurück.

Die neueren gentechnologischen Erkenntnisse haben Medi-zin und Biologie revolutionär verändert, deshalb wird die Gen-technik gern als »Leuchtturmwissenschaft« bejubelt, vereinigt sie doch die Kernpunkte jeder Genanalyse. Die DNA wird als ein Code gesehen, der gelesen und umgeschrieben werden kann. Schon jetzt können immer mehr und immer genauere Informa-tionen über die Struktur und die Funktion des menschlichen Erbmaterials in Erfahrung gebracht werden, denn es werden immer feinere und differenziertere Testmöglichkeiten entwi-ckelt und eingesetzt. Zu einem großen Teil wird die genetische Diagnostik derzeit in den vorgeburtlichen Untersuchungen der Pränataldiagnostik angewendet. Es ist abzusehen, dass die zu-nehmende Anwendung und die Verwertung des genomanalyti-schen Wissens nicht nur auf die vorgeburtlichen Untersuchun-gen beschränkt bleiben, sondern auch in der Diagnostik bei bereits geborenen Menschen eine immer größere Rolle spielen wird.

Jeder behandelnde Frauenarzt hat die Pflicht, die zu betreuende schwangere Frau im nötigen Maße über diagnostische Untersuchungsmöglichkeiten und Untersuchungsergebnisse aufzuklären, um dabei den Rahmen des technisch Möglichen aufzuzeigen. Gleichzeitig muss er aber auch darüber informieren, dass die Frauen zwar die Möglichkeit, aber nicht die Pflicht zu diagnostischen Untersuchungen haben. Die Freiwilligkeit der Untersuchungen bleibt weiterhin gewahrt. Eine Frau kann entsprechend ihrer ethischen und moralischen Einstellung zu genetischen Untersuchungen handeln.

Nicht selten wecken die ausgefeilten diagnostischen Möglichkeiten Illusionen über die Machbarkeit in der Medizin, die so zwar nach dem derzeitigen Stand der Medizin theoretisch möglich, nicht aber in die Realität zu überführen sind. Vor diesem Hintergrund hat sich zunehmend der verbreitete Anspruch an die Beherrschbarkeit der Risiken entwickelt, und die Erwartungen an die Ärzte haben sich mit den technischen Neuerungen grundlegend verändert und gesteigert. Die teils verständlichen, teilweise aber auch irrationalen Ansprüche und Wünsche von werdenden Eltern an die Pränataldiagnostik übersteigen zunehmend deren technische Möglichkeiten. Die Auswirkungen der Idee der Allmachbarkeit werden unter anderem in der Zunahme von Regressansprüchen von Eltern an die Mediziner deutlich.

Ärzte befinden sich in einem Dilemma: Sie befürchten einerseits rechtliche Konsequenzen, wenn ein ungeborenes Kind nicht optimal behandelt wird, andererseits fürchten sie die juristischen Folgen, wenn aufgrund einer Fehlbildung eines Kindes die Schwangerschaft nicht rechtzeitig abgebrochen wird. Nach einer diagnostizierten Behinderung entscheiden sich Frauen in über 90 Prozent der Fälle für einen Abbruch der Schwangerschaft. In den juristischen Auseinandersetzungen bei den Gutachterkommissionen stehen »Ultraschall-Behandlungsfehler« an zweiter Stelle. Gegenstand vieler Haftpflichtprozesse bilden nicht erkannte Fehlbildungen und Aufklärungsfehler bei der pränatalen Diagnostik. So wurden Schadensersatzklagen auf Unterhalt mit dem Argument belegt, dass die Eltern sich mit dem Wissen über eine vorgeburtliche Schädigung für einen Abbruch entschieden hätten. Beispiele von Unterhaltsprozessen wegen Unterlassung in der Schadenserkennung, bekannt auch als »Kind-als-Schaden-Prozesse«, sind stets eine Warnung für die Ärzteschaft. Sie führten bei Ärzten zu der verbreiteten Befürchtung, später von den Eltern wegen mangelnder Informationen gerichtlich belangt zu werden. Der Umgang mit der Haftbarkeit und die Angst vor der Regresspflicht und die Angst vor Überforderung können so manchen Mediziner zu einer übervorsichtigen Herangehensweise verleiten. Dabei ist es nicht zuletzt auch gut denkbar, dass der Arzt seine eigenen Sorgen und Ängste auf die schwangere Frau überträgt. Sollten Sie in eine solche Situation kommen, bestehen Sie darauf, von Ihrem Arzt nur sachliche Informationen zu bekommen. Bewahren Sie sich vor Vergleichen mit dem Schicksal anderer Frauen und vor negativen Beispielen. Die Aufgabe Ihres Arztes ist es nicht, Sie in Angst und Schrecken zu versetzten, im Gegenteil, er muss Ihnen das Gefühl vermitteln, dass er Ihnen helfen kann und dass Sie bei ihm in guten, kompetenten Händen sind, auch, wenn etwas nicht in Ordnung sein sollte.

Risikoblick der Gesellschaft

Die gentechnischen Innovationen haben weitreichende gesellschaftspolitische Auswirkung. Auf unterschiedlichen Ebenen des öffentlichen Lebens wird über die möglichen tiefgreifenden Folgen der Genomanalyse nachgedacht und um Positionen gestritten, denn diese wissenschaftlichen Neuerungen berühren auch grundlegende ethische und móralische Werte der Gesellschaft. Vertreter aller Parteien, der Kirchen, Wissenschaftler aller Richtungen, engagierte Bürger und Behindertenverbände und viele andere Menschen mehr ringen um einen sinnvollen Umgang mit dieser neuen Technik. Dabei ist abzusehen, dass sich die Verwertung des genomanalytischen Wissens in Zukunft nicht nur auf die medizinische Nutzung beschränken wird. Schon jetzt sind Veränderungen im Gesundheitssystem und dem

Rechts- und Versicherungswesen erkennbar. Versicherungen etwa könnten Ergebnisse diagnostischer Untersuchungen ausnutzen, um zum Beispiel Einzelnen den Versicherungsschutz zu verweigern. Das würde Menschen betreffen, bei denen im Rahmen von Vorsorgeuntersuchungen ein individuelles Risikoprofil erstellt wurde oder Krankheiten diagnostiziert wurden, an denen sie akut nicht erkrankt sind, vielleicht aber später daran erkranken könnten (oder aber in ihrem Leben nie daran erkranken werden). Gemeint sind damit kranke Menschen, die nicht an Krankheitssymptomen leiden.

Kritiker warnen vor einem völlig veränderten Umgang mit Krankheit, Behinderung und Tod. In unserer Gesellschaft scheint es vordergründig ein sozialkonformes Verhalten zu sein, dass eine Frau pränatale Untersuchungen machen lässt. Diese Meinung stützt sich auf die Fortschritte der Medizin, die sich beispielsweise in der geringen Sterblichkeit rund um die Geburt widerspiegeln. In den Medien und in der öffentlichen Meinung werden dabei oft alle vorgeburtlichen Untersuchungen fälschlicherweise als eine harmlose Art des Gesundheits-Checks für das Ungeborene beworben. Nicht selten wird die Pränataldiagnostik einseitig als das Mittel angepriesen, das die größere Sicherheit für ein gesundes Kind bietet. Sie wird unreflektiert so dargestellt, als seien diese Untersuchungen eine Art vorbeugende Heilmittel. Dieses Missverständnis nährt den Druck auf werdende Eltern und vermittelt den Eindruck, dass verantwortliches Handeln in jedem Fall die Inanspruchnahme aller Untersuchungen sei. Eine solche vereinfachte und zwanghaft vereinheitlichte Sichtweise kann jedoch nicht zu jeder möglichen individuellen Ausgangslage passen. Wichtig ist daher ein *bewusster* Umgang mit der Diagnostik, denn die Hoffnungen in die vorgeburtliche diagnostischen Untersuchungen können sowohl erfüllt werden – Beruhigung und Sicherheit können sich einstellen – sie können aber auch unerwartet Enttäuschungen bringen und die Schwangerschaft mit traumatischen Erlebnissen ungünstig belasten, und das unabhängig davon, ob das Kind nun wirklich eine gesundheitliche Schädigung aufweist oder nicht. Deshalb müssen in

konkreten Einzelsituationen individuelle Einstellungen und dann
auch Lösungen gefunden werden. Werdenden Eltern sollte zuge-
standen werden, zu diesem Thema eine persönliche Sichtweise
finden und sich die dazu passenden Handlungswege überlegen zu
dürfen.

Angeregt wird das Denken in Schablonen oft von der öffentlichen Diskussion um das Risiko, das ein behindertes Kind für die
Gesellschaft darstellt, wenn man es als eine Belastung für die
Gesellschaft als Solidargemeinschaft ansieht. Kosten-Nutzen-
Rechnungen von Versicherungen unterstützen solche Gedanken
und Sichtweisen. Behindertenverbände und Selbsthilfegruppen
argumentieren dagegen, dass sich im Zuge der medizinischen
diagnostischen Möglichkeiten in der Schwangerschaft ein behin-
dertenfeindliches Klima in der Gesellschaft ausbreiten wird. Sie
befürchten, dass dieser Wandel es Eltern bereits vor der Geburt
erschweren wird, ihr gegebenenfalls behindertes Kind emotional
anzunehmen. Andererseits wäre es wünschenswert – und möglich –, dass mit zunehmenden Möglichkeiten der pränatalen
Diagnostik die gemeinsame gesellschaftliche Verantwortung für
behinderte Menschen wächst. Eine bessere Akzeptanz von Menschen mit Behinderung, ihre Integration und die bessere finanzielle Absicherung von Familien mit behinderten Kindern als
gesellschaftliche Herausforderung wäre demzufolge viel erstre-
benswerter.»Man erkennt den Wert einer Gesellschaft an ihrem
Umgang mit den schwächsten Mitgliedern, an ihrem Umgang
mit Geburt und Tod, ihrem Umgang mit schwangeren Frauen
und alten Menschen«, sagt Nelson Mandela.

In der beschriebenen aktuellen gesellschaftlichen Grundstim-
mung lassen viele Frauen das Routineprogramm der Schwangerenvorsorge an sich vornehmen. Die Teilnahme an allen vorgegebenen Untersuchungen entspricht einfach den üblichen gesellschaftlichen Erwartungen an eine Schwangere. Geradezu
selbstverständlich wird ihnen die Frage gestellt:»Na, habt ihr
alles gemacht?« Distanziert sich eine Frau dann von den Untersuchungen und betrachtet sie kritisch, sieht sie sich häufig der
Frage gegenüber:»Was, du willst ein behindertes Kind?« Die

Frau und auch der werdende Vater werden moralisch in die Zange genommen und das möglicherweise drohende Schicksal wird als ein gewünschter Zustand interpretiert.

Viele werdende Eltern sind von der gesellschaftlichen Erwartungshaltung überrascht und sehen es als ihre Pflicht und Verantwortung an, ein gesundes Kind zu gebären. Sie spüren den Druck, als müssten sie persönlich der Gesellschaft ein Kind nach der Diagnose »behindert« ersparen. Ein gesundes Kind zu bekommen, wird im Zeitalter der pränatalen Diagnostik als eine Art Selbstverständlichkeit erwartet. So kann es geschehen, dass Eltern, die sich trotz zu erwartender Fehlbildung für ihr Kind entschieden haben, teilweise sehr hohe Anerkennung bekommen, aber auch Unverständnis hervorrufen. Dies drückt sich in solch unreflektierten Bemerkungen aus wie »ob das denn sein musste«.

Was bisher als Schicksal galt, wird plötzlich zur Option. Die scheinbare Möglichkeit, frei wählen zu können, entbindet die Gemeinschaft von der Verantwortung und verlagert die Verantwortung auf einzelne betroffene Menschen. Dem liegt nicht selten die wahnwitzige Idee zugrunde, dass technisch und medizinisch alles machbar sei. Schuldzuweisungen an junge Eltern sind keine Seltenheit und die logische Folge. Das Angebot, das Risiko zu beschränken, wird von werdenden Eltern und der Gesellschaft allgemein oft als Versprechen und Garantie für Gesundheit missverstanden. Die Erwartung an die Planbarkeit eines gesunden Kindes ist dabei hoch. In diesem ganzen Bereich werden Illusionen geweckt, die so nicht einzuhalten sind.

Statistische Risikoeinschätzung

Screenings sind heutzutage in der Medizin üblich, nicht nur bei der Schwangerenvorsorge, sondern auch in vielen anderen Bereichen der gesundheitlichen Prävention. Mit einem Screening wird beabsichtigt, eine möglichst große Anzahl, vorzugsweise alle Menschen einer bestimmten Gruppe, zu erfassen. Screening heißt in der Medizin die statistisch interessante Untersuchung vieler Menschen, aber ebenso die Grunduntersuchung eines Einzelnen. Dahinter steht die Idee, dass mit einem engmaschigen Netz von Untersuchungen möglichst viele Menschen begutachtet werden können und dadurch die Chance auf Früherkennung bestimmter Krankheiten zahlenmäßig steigt. Bei der Krebsvorsorge zum Beispiel sollen mit flächendeckenden Untersuchungen eine möglichst hohe Anzahl von Frauen oder Männern einer bestimmten Altersgruppe an einem ausgewählten Untersuchungsprogramm teilnehmen. Die frühzeitige Krankheitserkennung hat Einfluss auf die Behandlungsmöglichkeiten. Je früher die Krankheit erkannt wird, desto besser sind die Chancen, entsprechend reagieren zu können und die Behandlungsmöglichkeiten zu optimieren.

Doch bei allem, was an diesen Maßnahmen wertvoll ist, muss auch gesagt werden, dass nicht jedes Screening automatisch zu einer verbesserten Situation führt. Schließlich ist dies abhängig von den wirklich existierenden Behandlungsmöglichkeiten der Krankheiten, auf die untersucht wird. Leider ist bei der Pränataldiagnostik die Schere zwischen diagnostischen Möglichkeiten und Behandlungschancen auffallend groß. Bei Screenings wird eine statistisch ermittelte Anzahl von potenziell Betroffenen untersucht. Sie nehmen an Untersuchungen teil und erhalten im Ergebnis einen Risikowert. Dieser beruht auf statistischen Wahrscheinlichkeitsberechnungen und stellt einen Durchschnittswert für die Möglichkeit des Eintreffens eines bestimmten Ereignisses dar. Das Ergebnis liefert allerdings keine Aussage darüber, wann und bei wem dieses Ereignis eintritt, lässt damit auch im Einzelfall keine exakte Prognose zu. Die Aussage, dass ein Ereignis mit 0,5 Prozent Wahrscheinlichkeit eintritt, bedeutet, dass im Durchschnitt 5 von 1000 Personen von dem befürchteten Ereignis betroffen sind und umgekehrt, dass 995 von tausend Personen nicht betroffen werden. Wann und zu welchem Zeitpunkt diese fünf Fälle eintreten oder wie die Verteilung der auftretenden Fälle sein wird, kann allerdings nicht vorhergesagt oder abgeschätzt werden. Der Umgang mit

Wahrscheinlichkeiten bei der eigenen Gesundheit ist sehr schwierig und problematisch. Er versetzt die Betroffenen in eine Ausnahmesituation. In der persönlichen Betroffenheit können nur die wenigsten von der erhaltenen Risikozahl auf das persönliche Leben abstrahieren. Auf die Pränataldiagnostik bezogen, bedeutet dieser Umstand Folgendes: Jede untersuchte Frau erhält als Ergebnis des Frühscreenings eine »Risikoabschätzung« über die statistische Wahrscheinlichkeit einer Fehlbildung ihres Kindes. Damit bekommt sie eine Aussage über die *Möglichkeit*, ein gesundes oder ein Kind mit einer Behinderung zu erwarten. Es ist jedoch keine konkrete Aussage über die persönliche Betroffenheit des Kindes. Jede Vermutung, die sich aus nichtinvasiven Untersuchungen ergibt, kann nur durch weitere invasive Untersuchungen bekräftigt oder aber widerlegt werden. Die Ergebnisse nichtinvasiver Tests bilden deshalb die Entscheidungsgrundlage für weitere invasive Untersuchungen. Die psychischen Auswirkungen bei Unklarheiten können Verunsicherung und Beunruhigung sein, deshalb stimmen viele Eltern allen weiteren Untersuchungen zu, um endlich wieder Ruhe zu finden. In der Beratungspraxis erleben wir oft schwangere Frauen und ihre Partner, die mit einem weniger guten Screening-Ergebnis sehr beunruhigt oder sogar völlig verstört sind. Manche stürzen mit diesem Schock in eine schwere existenzielle Krise, weil sie das Untersuchungsergebnis schon als endgültig ansehen. Dabei liefert diese Auswertung lediglich einen Vorbefund. Die Frau kann damit erkennen, ob ihre Werte im Mittelbereich oder eher an der Grenze liegen. Sind die Ergebnisse gut, so sind viele Frauen und Paare erleichtert und fühlen sich entlastet. Aus dieser Sicht kann die weitere Schwangerschaft unbeschwert erlebt werden. Sind die Ergebnisse jedoch grenzwertig, geben sie zunächst eine Orientierung für das weitere Vorgehen. Erfahrungsgemäß denken viele schwangere Frauen und ihre Partner, jetzt sei Eile geboten und schnelles Handeln erforderlich. Jedoch hat es sich besonders in einer solchen Situation bewährt, innezuhalten und das Untersuchungsergebnis in Ruhe zu überdenken. Es ist sinnvoll, vor weiteren Diagnoseschritten zu reflektieren, welcher persönliche Abklärungsbedarf besteht. Vor weiteren in den Körper eingreifende Untersuchungen sollte bedacht werden, welche zusätzlichen Informationen man sowohl wissen als auch sich zumuten möchte. Es sinnvoll, sich jetzt vor weiteren Untersuchungen zu überlegen, ob die aus dem Untersuchungsergebnis möglichen Handlungskonsequenzen im persönlichen Leben überhaupt umsetzbar sind. Holen Sie sich daher während dieses Klärungsprozesses Unterstützung in der psychosozialen Beratung, um die individuell abgestimmte und damit richtige Entscheidung für den weiteren Untersuchungsverlauf zu treffen. Denn die individuelle Ausgangssituation und die Geschichte von Frauen ist so unterschiedlich und so vielschichtig wie das Leben selbst. Ein behutsamer Umgang mit sich selbst ist hilfreich, den eigenen Weg zu finden, wie das folgende Beispiel verdeutlicht.

Frau A. war 38 Jahre alt und zum zweiten Mal schwanger. Sie hatte eine sehr schwere Zeit hinter sich. Vor einem Jahr war sie bereits mit einem Wunschkind schwanger gewesen. In ihrem Mutterpass wurde sie als »Risikoschwangere« vermerkt und hatte wegen ihres Alters die Pränataldiagnostik machen lassen, weil sie auf Nummer sicher gehen wollte.« Die Messungen der Nackenfalte und der Bluttest ergaben damals von der Norm stark abweichende Werte. Daraufhin ließ Frau A. eine Fruchtwasseruntersuchung vornehmen. Nach einer Wartezeit, die kein Ende nehmen wollte, wurde ihr der Befund Down-Syndrom mitgeteilt. Sie empfand es als sehr hart, wie sachlich und distanziert ihr die Nachricht überbracht wurde, und hatte dabei das Gefühl, es würde überhaupt nicht über ihr Wunschkind, sondern über Techniken und Methoden gesprochen. In dem schriftlichen Befund konnten sie und ihr Mann lesen, dass ihr ungeborenes Kind mit Trisomie 21 auf die Welt kommen würde. Nach dem ersten Schock und lähmender Betroffenheit wurde das Paar aktiv und holte an unterschiedlichen Stellen medizinischen und nichtmedizinischen Rat ein. Familie A. betrachtete ihre schwierige Situation von verschiedenen Seiten. Sie wägten ab, ließen sich Zeit zum Überdenken und gaben ihrer bitteren Enttäuschung freien Lauf. Sie waren sehr traurig und weinten beide sehr viel. Nach einer schwierigen Phase der Entscheidungsfindung entschloss sich das Paar, die Schwangerschaft abzubrechen. Frau A. ließ in einer Klinik die Geburt und somit den Abbruch der Schwangerschaft einleiten. Sie erlebte eine sehr schmerzhafte Geburt und blickte nach eigenen Aussagen auf die schwerste Zeit ihres Lebens zurück. Nach der Beerdigung ihres Kindes verfielen Frau und Herr A. in tiefe Trauer. Ihnen wurde während dieser Zeit klar, dass sie nie mehr in eine solche Situation kommen wollten. Innerlich verabschiedeten sie sich in dieser Trauerzeit auch vom Kinderwunsch. Sie wollten keine Kinder mehr haben.

Doch sie wurden von einer erneuten Schwangerschaft überrascht. Sie waren zunächst fassungslos. Alle schlimmen Erfahrungen kamen noch einmal hoch und wurden schmerzhaft erinnert. Die beiden empfanden schließlich aber doch Freude über das unverhoffte Glück, noch einmal schwanger zu sein. Sie standen damit jedoch vor einer schweren Entscheidung: Wie sollten sie sich nun zu vorgeburtlichen diagnostischen Untersuchungen verhalten? Das Erlebte sollte sich keinesfalls wiederholen. Doch wenn sie keine diagnostischen Untersuchungen machen ließen, bliebe die Angst vor einer möglichen Behinderung des Kindes. Natürlich fragten sich Frau und Herr A. auch, ob sie nicht generell genetisch vorbelastet seien. Schließlich war das erste Kind ja auch behindert gewesen. Sie überlegten nun, wie es sich für sie als Eltern anfühlen würde, dieses Mal auf die Diagnostik zu verzichten und dieses Kind im Bauch ohne Wenn und Aber zu begrüßen. Das Paar beschloss, sich so nicht verhalten zu wollen, denn es fühlte sich ihrem ersten, nicht mehr lebenden Kind sehr verpflichtet und würde eine andere Herangehensweise jetzt als ungerecht empfinden. Also entschlossen sich die Eltern zur Messung der Nackentransparenz und zum Ersttrimester-Test. Sie hofften inständig auf Entwarnung, um sich endlich in Ruhe auf diese Schwangerschaft einlassen zu können. Leider war auch jetzt das Messergebnis etwas von der Norm abweichend. Frau und Herr A. gerieten in helle Panik und nahmen das Ergebnis nicht als die Berechnung einer Wahrscheinlichkeit auf, sondern erlebten es als manifeste Diagnose und als Befund. Für das Paar war es die gefühlte Diagnose für ein behindertes Kind. Nur eine Fruchtwasseruntersuchung konnte sie jetzt noch beruhigen. Sie ließen die Untersuchung durchführen und erfuhren mit Erleichterung, dass keine Normabweichung vorlag. Die nächsten Monate der Schwangerschaft genossen Frau und Herr A. und freuten sich auf die Geburt.

Das Risiko, das Kind zu verlieren

Eindeutige Ergebnisse und individuelle Diagnosen zu Trisomie 21 oder anderen Chromosomenabweichungen und -erkrankungen, zu Muskel- und Stoffwechselerkrankungen, zu Mukoviszidose und vielen anderen Erkrankungen können nur die invasiven Verfahren wie Chorionzottenbiopsie, Plazentabiopsie, Amniozentese oder die Nabelschnurpunktion liefern. Dazu gibt es keine alternativen Untersuchungsmethoden. Alle diese Untersuchungsarten sind jedoch mit Fehlgeburtrisiken verbunden. Deshalb ist vor jedem Eingriff eine persönliche Risikoabwägung sinnvoll. Dabei wird die zu erwartende Wahrscheinlichkeit eines pathologischen Befundes dem Eingriffsrisiko und den Behandlungsmöglichkeiten gegenübergestellt. So kann etwa das Fehlgeburtrisiko infolge einer Fruchtwasserpunktion bei einer jungen Frau mit 28 Jahren wesentlich höher sein als das Risiko, ein Kind mit Trisomie 21 zu bekommen, denn die Wahrscheinlichkeit für eine Trisomie 21 liegt bei 1 zu 768. Das Fehlgeburtrisiko bei einer jungen Frau liegt hingegen bei 0,5 bis 1 Prozent. Das heißt, bei einer von 200 Frauen bis zu einer von 100 Frauen kann durch die Untersuchung selbst eine Fehlgeburt ausgelöst werden. Nehmen wir beispielsweise an, dass einer schwangeren Frau beim Ersttrimester-Test als Auffälligkeit eine leicht verdickte Nackenfalte ihres Ungeborenen mitgeteilt wird und man ihr zur weiteren Abklärung die Fruchtwasseruntersuchung empfiehlt. Sie freut sich sehr auf ihr Kind und nennt es auch schon beim Namen. Wie es häufiger vorkommt, leidet auch diese werdende Mutter unter Schwangerschaftsübelkeit und befindet sich schon allein deshalb in einem schlechten körperlichen Allgemeinzustand, sie ist geschwächt und nicht sehr belastbar. Nun kreisen ihre Ängste um die Sorge, ein behindertes Kind zu bekommen, und sie kann tagelang schlecht schlafen. In dieser emotional aufgewühlten Situation erlebt die Frau den Hinweis auf eine mögliche Normabweichung schon fast als eine manifeste Diagnose. Gleichzeitig bleibt die Hoffnung, der Verdacht könnte sich als unberechtigt erweisen und dies alles sei nur ein böser Traum, der sich nach dem Erwachen verflüchtigt. Genaue Informationen und ein Befund können nur bei einer Fruchtwasseruntersuchung gewonnen werden, aber die Frau fürchtet, ihre Schwangerschaft mit dieser Untersuchung zu gefährden. Sie hat sehr lange auf ein Kind gewartet und ist nun froh, dass es endlich geklappt hat. Sie ist in einer verzweifelten Lage: Einerseits will sie die Schwangerschaft keinesfalls riskieren, andererseits fürchtet sie aber, dass ihre Beziehung zu ihrem Partner mit einem behinderten Kind zu stark belastet wäre und den Herausforderungen nicht gewachsen sein könnte. Erschwerend kommt hinzu, dass beide Partner unterschiedliche Positionen vertreten. Während die Frau momentan eher gegen die Fruchtwasseruntersuchung ist, spricht aus der Sicht des Mannes vieles für die Untersuchung. Er spürt in der großen Sorge für seine Partnerin das Bedürfnis, die Familie zu schützen, und möchte mit weiteren Untersuchungen das Schlimmste abwenden. Die Gefühle beider fahren in den folgenden Tagen Achterbahn, und die Unruhe ist bestimmend. Die Frau ist sich unsicher, wie sie sich verhalten soll. Sie möchte die eventuelle Verantwortung für die Konsequenzen, die sich ergeben könnten, falls sie sich gegen weitere diagnostische Untersuchungen entscheidet, nicht allein tragen. Sie fühlt sich zerrissen und will im Moment eigentlich nur eines, nämlich ihre innere Ruhe wiederhaben. Deshalb entschließt sie sich mit einem mulmigen Gefühl für eine Fruchtwasseruntersuchung. Ihr Partner begleitet sie in das Zentrum für Pränataldiagnostik, wo die Untersuchung vorgenommen wird. Die Frau wird vom Arzt vor der Untersuchung gefragt, ob sie mit auf dem Monitor schauen möchte, was sie bejaht. Während der Untersuchung ist das Paar überrascht und berührt, dass sie das Kind so deutlich erkennen und ihm sogar ins Gesicht schauen können. Körperlich verträgt die Frau die Untersuchung gut. Sie gönnt sich danach zum Schutz dennoch noch einige Tage Schonung. Die Wartezeit auf den Befund ist für beide Partner aufreibend und die Gedanken pendeln dabei zwischen den verschiedenen Möglichkeiten hin und her. Den endgültigen Befund bekommen die beiden am Telefon mitgeteilt. Ihre Erleichterung ist groß, denn die Untersuchung ergab keine Anhaltspunkte für eine genetische oder andere Normabweichung. Nach drei langen sorgenvollen Wochen bemüht sich das Paar nun, wieder zur Normalität zurückzufinden und den erfahrenen Schrecken wieder loszuwerden.

Während dieses Paar sicherlich erleichtert ist, hatte es ein anderes Paar schwerer, denn bei ihnen ergab die Amniozentese einen unklaren, sogenannten Mosaikbefund. Dies bedeutet, dass zwar eine genetische Normabweichung festgestellt wurde, diese jedoch nicht in allen Zellen nachweisbar ist. Zum aktuellen Zeitpunkt der Schwangerschaft kann dann leider keine Aussage gemacht werden, ob das Kind gesund sein oder eine Fehlbildung haben wird. Ein solches Untersuchungsergebnis kommt glücklicherweise selten vor, bringt jedoch, wenn dem so ist, die betroffenen Eltern in eine äußerst komplizierte Lage. Eine Wiederholung der Untersuchung kann weiterhelfen und zu einem wesentlich genaueren Ergebnis führen. Der Arzt rät dem Paar sehr zu, dies zu tun. Die Frau ist sehr verunsichert. Sie ist sehr verspannt und die Gebärmutter verkrampft sich. Sie will ihr ungeborenes Kind beschützen. Für sie steht fest, dass sie aus ethischen und moralischen Gründen keine Abtreibung machen möchte. Das Paar hat unterschiedliche Auffassungen und hat es im Moment schwer, zu einer gemeinsamen Lösung zu kommen. Die persönlichen Sichtweisen sind gegensätzlich. Sie gehen während dieser Krisensituation in einer Schwangerenberatungsstelle zu einer speziellen psychosozialen Beratung mit dem Themenschwerpunkt Pränataldiagnostik. Dort können beide Seiten der Betroffenheit gesehen, reflektiert und respektiert werden. Die anfängliche Abwehr des werdenden Vaters wandelt sich, er macht sich jetzt große Sorgen um Mutter und Kind. Die nächsten Handlungsschritte können jetzt überlegt werden. Das Paar entschließt sich zu einer weiteren diagnostischen Abklärung mit einer weiteren Untersuchung. Dabei wird festgestellt, dass das ungeborene Kind eine Trisomie 21 und eine Fehlbildung am Herzen hat. Die Eltern entscheiden sich gemeinsam für die Weiterführung der Schwangerschaft. Sie informieren sich bei einem Herzspezialisten und einem Kinderarzt. Die Eltern erfahren, dass für das Kind wegen des Herzfehlers eine besondere Überwachung während und nach der Geburt wichtig sein wird. Sie erfahren auch, dass das Neugeborene nach der Geburt eine besondere medizinische Behandlung benötigen wird, vielleicht sogar eine Operation nötig sein wird. Mit dieser Vorinformation wählen die Eltern eine Klinik aus, die diese besondere Behandlung gewährleisten kann. In der weiteren Schwangerschaft hat die Frau ein ausgesprochenes Ruhe- und Sicherheitsbedürfnis. Sie wird umfassend von ihrer Gynäkologin, den Spezialisten in der Geburtsklinik und einer Hebamme betreut und auf die Geburt vorbereitet. Mit dem Wissen um die besondere Situation ist es den Eltern möglich, bereits während der Schwangerschaft äußere Rahmenbedingungen vorbereiten, um sich zeitliche Freiräume und ein breites Unterstützungssystem für die ersten Lebensmonate zu verschaffen, um in dieser Zeit voll und ganz für ihr kleines Kind da zu sein.

Beispiele für Risikohäufigkeiten

In der nachstehenden Tabelle* sind die am häufigsten auftretenden Krankheiten und Fehlbildungen aufgelistet, sie werden im Anschlusskapitel *Im Zentrum des Risikoblicks: Fehlbildungen und Krankheiten* dann im Einzelnen beschrieben und erläutert. Die Übersicht vergegenwärtigt Ihnen, wie viele ungeborene Kinder im Verhältnis gesehen davon betroffen sind. Die Bewertung dieser Häufigkeiten kann unterschiedlich empfunden werden, je nachdem, von welchem Blickwinkel aus man sie betrachtet. Die

---

* Die Angaben in der Tabelle wurden dem Buch von Kerstin Wüstner: *Genetische Beratung, Risiken und Chancen.* Bonn 2000, S. 125 sowie 235 entnommen.

Zahlen können sowohl beruhigend wirken, weil damit zu erkennen ist, dass Fehlbildungen doch sehr selten auftreten, sie können aber auch erschrecken, weil damit ebenfalls aufgezeigt wird, dass es generell Fehlbildungen geben kann. Wie am Beispiel Down-Syndrom zu sehen ist, kann man in 35 von 10 000 Fällen damit rechnen. Man sieht aber gleichzeitig, dass von 10 000 35-jährigen Frauen nur 35 betroffen sind.

Fehler	Wahrscheinlichkeit des Auftretens	In x von y Fällen
Herzfehler	0,8%	8 von 1 000
Häufigkeit von Trisomien		
Trisomie 13	35 Jahre 0,05%	5 von 10 000
	39 Jahre 0,06%	6 von 10 000
	40 Jahre 0,25%	25 von 10 000
Trisomie 18	35 Jahre 0,07%	7 von 10 000
	39 Jahre 0,19%	19 von 10 000
	40 Jahre 0,25%	25 von 10 000
Trisomie 21	35 Jahre 0,35%	35 von 10 000
	39 Jahre 1,09%	109 von 10 000
	40 Jahre 0,25%	25 von 10 000
Häufigkeit von Neuralrohrverschlussstörungen		
Spina bifida – offener Rücken	0,1%	1 von 1 000
Lippen-Kiefer-Gaumenspalte	0,1%	1 von 1 000
Geschlechtschromosomenveränderungen		
Klinefelter-Syndrom	0,03% aller Jungen	3 von 10 000
Ullrich-Turner-Syndrom	0,04% aller Mädchen	4 von 10 000

Erratazettel

Liebe Leserinnen, liebe Leser,

der Fehlerteufel hat sich eingeschlichen auf Seite 80. Wir bedauern das sehr und geben Ihnen hiermit die korrigierte Fassung.

Mit freundlichen Grüßen
Ihr Irisiana-Team

Fehler	Wahrscheinlichkeit des Auftretens	In x von y Fällen
Herzfehler	0,8%	8 von 1 000
Häufigkeit von Trisomien		
Trisomie 13	35 Jahre 0,05%	5 von 10 000
	39 Jahre 0,06%	6 von 10 000
	40 Jahre 0,12%	12 von 10 000
Trisomie 18	35 Jahre 0,07%	7 von 10 000
	39 Jahre 0,19%	19 von 10 000
	40 Jahre 0,25%	25 von 10 000
Trisomie 21	35 Jahre 0,35%	35 von 10 000
	39 Jahre 1,09%	109 von 10 000
	40 Jahre 1,23%	123 von 10 000
Häufigkeit von Neuralrohrverschlussstörungen		
Spina bifida – offener Rücken	0,1%	1 von 1 000
Lippen-Kiefer-Gaumenspalte	0,1%	1 von 1 000
Geschlechtschromosomenveränderungen		
Klinefelter-Syndrom	0,03% aller Jungen	3 von 10 000
Ullrich-Turner-Syndrom	0,04% aller Mädchen	4 von 10 000

Die Angaben in der Tabelle wurden dem Buch von Kerstin Wüstner: Genetische Beratung, Risiken und Chancen. Bonn 2000, S. 125 sowie S. 235 entnommen.

Im Zentrum des Risikoblicks: Fehlbildungen und Krankheiten

Es ist für Ärzte keine leichte Aufgabe, eine angemessene Bezeichnung für diagnostizierte oder vermutete Störungen beim Kind zu finden, die einerseits verständlich macht, was gemeint ist, und andererseits die Gefühle berücksichtigt, die die Eltern für ihr ungeborenes Baby empfinden. Abgesehen von den Fremdworten im medizinischen Alltag, die als selbstverständlich verwendet werden und die der Laie oftmals nur schwer versteht, sind Begriffe zunächst eine medizinische, technisch abgefasste Fachsprache und ein Schema, in das ein Kind jedoch nicht einzuordnen ist, denn es ist mehr als die Summe von Auffälligkeiten und Untersuchungsergebnissen.

Wenn von einem Kind wie von einer »diagnostischen Klasse« gesprochen wird, können die Gefühle der Eltern tief verletzt werden, denn aus den entsprechenden Bezeichnungen geht nicht hervor, dass hier von einem kleinen Menschen die Rede ist, den seine Eltern lieben und um den sie sich sorgen. Die Begriffe beschreiben nur das, was fehlt, und sagen nichts über die vielschichtige Persönlichkeit aus, die da heranwächst. Zudem besteht die Gefahr, dass durch eine bestimmte Bezeichnung Bilder entstehen und Vorurteile gefällt werden, die dem Kind nicht entsprechen, sich aber dauerhaft einprägen.

In diesem Spannungsfeld befinden sich Eltern, wenn sie eine erschreckende Diagnose vermittelt bekommen, an ihr Kind denken, es fühlen, gleichzeitig ihre eigenen Gefühle wahrnehmen und letztlich große und weitreichende Entscheidungen treffen müssen. Wenn wir hier im Folgenden trotzdem die medizinischen Begriffe verwenden und uns an den verschiedenen Kategorien orientieren, in die Diagnosen eingeordnet werden, dann orientieren wir uns an der Realität, die Eltern in der medizinischen Schwangerenvorsorge erleben, und bereiten sie gewissermaßen auch ein bisschen darauf vor. Wir beschreiben einige der häufigsten Diagnosen, die in der Schwangerschaft gestellt beziehungsweise durch eine Fruchtwasseruntersuchung untersucht werden, und ihre möglichen Auswirkungen. Dabei versuchen wir vor allem die Bedeutung, die sie für die betroffenen Eltern haben, und Hilfen für die Kinder aufzuzeigen.

Fehlbildungen

Wenn von Fehlbildungen gesprochen wird, entstehen sofort unangenehme Gefühle, diffuses Unbehagen und die Frage, was fehlen oder mangelhaft ausgebildet sein könnte. Fantasien und Ängste werden mobilisiert und das Bedürfnis wächst, mehr zu erfahren und genauere Auskünfte über das Ungeborene zu erhalten. Mit dem Wunsch nach genaueren Informationen ist auch die Hoffnung verbunden, dass eine Fehleinschätzung der Mediziner vorliegt. Mit dem Wunsch nach Entlastung und zwiespältigen Gefühlen wird der Termin für den nächsten Ultraschall vereinbart. Möglicherweise geschieht das an einem größeren Zentrum für Pränataldiagnostik mit verbesserten Geräten, um die Anhaltspunkte für vermutete Fehlbildungen exakt kontrollieren zu können. Häufig möchten die werdenden Eltern auch eine zweite, fachkompetente Meinung hören. Das Interesse des Arztes ist es, frühzeitig zu informieren und sich seinerseits auch rechtlich abzusichern.

Spaltfehlbildung oder Lippen-Kiefer-Gaumenspalte

Die Lippen-Kiefer-Gaumenspalte ist eine angeborene Fehlbildung, die sich in den ersten drei Monaten der Embryonalzeit entwickeln kann. Die Ausprägung ist verschieden stark, am häufigsten ist es eine einseitige Spalte, die Lippe, Kiefer und Gaumen betrifft. Diese Fehlbildung kann in der Schwangerschaft mit Ultraschall erkannt werden, wobei die neueren 3-D-Geräte genauere Aussagen bringen. Laut statistischer Wahrscheinlichkeit kann man davon ausgehen, dass etwa eines von 500 Kindern betroffen ist. Die familiäre Vorbelastung fällt mit etwa 15 Prozent ins Gewicht und kann auch Generationen zurückliegen. Eine genaue Ursache ist bisher nicht bekannt. Es dürften verschiedene Faktoren in der frühen Schwangerschaft zusammenwirken und das Risiko erhöhen. Dazu gehören unter anderem Rauchen, Alkoholkonsum, Infektionskrankheiten sowie Vitaminmangel. Um diesem Krankheitsbild vorzubeugen, wird die Einnahme von Folsäure vor der Schwangerschaft und in der ersten Zeit empfohlen.

Bedeutung für die Eltern

Wenn Eltern bei einer Routineuntersuchung von einer Unregelmäßigkeit erfahren, die mitten im Gesicht des Kindes sichtbar ist, dann sind sie zunächst sehr beunruhigt. Moderne Ultraschallgeräte können auf dem Monitor ein sehr plastisches und lebensnahes Bild des Kindes vermitteln und wenn die Mutter das sieht, kann es sie maßlos erschrecken.

Da auch eine gewisse erbliche Beteiligung verantwortlich sein kann, wird in der Familie unter Umständen eine besondere Dynamik ausgelöst. Zuweilen ist es den betroffenen Familienmitgliedern peinlich darüber zu reden. Vielleicht bekommen sie Mitgefühl und Solidarität entgegengebracht, oder aber es entstehen in der Verwandtschaft Unstimmigkeiten und Unfrieden.

Vielleicht erinnert man sich auch an erwachsene Menschen im Freundes- oder Familienkreis, die eine Lippen-Kiefer-Gaumenspalte haben. Noch vor wenigen Jahren war dies eine sichtbare Behinderung, denn die Operationsmethoden waren bis vor Kurzem noch nicht so gut entwickelt und je nach Schweregrad blieb eine deutliche Narbe oder eine eher »näselnde« Aussprache zurück. Diese Bilder und Erfahrungen übertragen die werdenden

Eltern möglicherweise auf ihr eigenes Kind und denken voller Sorge daran, dass es darunter leiden könnte, wenn es von anderen Kindern gehänselt wird oder anderweitige Nachteile hat. Doch die Situation hat sich entscheidend verbessert, denn auch schlimme Missbildungen können heute so gut therapiert werden, dass sie praktisch nicht mehr auffallen.

Wenn Sie schon in der Schwangerschaft von einer Lippen-Kiefer-Gaumenspalte erfahren, können Sie bereits Erkundigungen einholen und sich über die spätere Behandlung informieren. Das ist ein großer Vorteil, denn Sie können sich so auf Ihr Kind einstellen und es nach der Geburt liebevoll in Empfang nehmen. Das gilt auch für das Personal in der Geburtsklinik, das sich besser auf Ihr Kind einstellen kann. Eine besondere Aufmerksamkeit gilt dem ersten Kontakt zwischen Mutter und Kind. Es ist in diesem Fall ein ganz normales gesundes Neugeborenes, das nach der Nähe und Wärme der Mutter verlangt und dessen Besonderheit medizinisch behandelt werden muss. Die Ausprägung der Spaltbildung kann unterschiedlich schwer sein und davon hängt auch ab, ob und wie das Baby trinken kann. Es wird empfohlen, noch in den ersten Lebenstagen von einem Kieferorthopäden eine spezielle herausnehmbare Gaumenplatte anpassen zu lassen, die das Wachstum des gespaltenen Kiefers steuert und zugleich das Trinken und das Stillen ermöglicht. Da Hebammen und Kinderkrankenschwestern möglicherweise nicht die notwendige Erfahrung haben und in ihrem Arbeitsalltag in der Klinik überfordert sind, ist es ratsam, baldmöglichst den Kontakt zu einer Stillberaterin aufzunehmen, damit der gute Start unterstützt wird und Sie Hilfe bei weiteren Fragen bekommen. Unter www.stillen.org. erhalten Sie weitere Informationen. Das Stillen fördert den einzigartigen Kontakt, die Bindung zu Ihrem Baby und die ideale Zusammensetzung der Muttermilch schützt vor Infektionen und fördert das Wachstum. Daher sollten Sie möglichst nicht darauf verzichten.

Bei der Behandlung einer Spaltbildung arbeitet ein interdisziplinäres Ärzte-Team zusammen. Spezialisten aus der Mund-Kiefer-Gesichtschirurgie, der Hals-Nasen-Ohren-Heilkunde und der

Logopädie stimmen ihr jeweiliges Fachwissen zum Wohle Ihres Kindes aufeinander ab. In einer speziellen Klinik, einem »Spaltzentrum«, das möglichst in der Nähe liegen sollte, können Sie sich beraten lassen, um Ihr Kind optimal behandeln zu lassen. Bei der Behandlung gibt es Unterschiede in den Operationsmethoden. Die Spaltfehlbildung wird zunächst von Kiefernexperten operativ geschlossen. Manchmal können je nach Schweregrad bei Ihrem Kind später weitere Behandlungen und Korrekturen folgen. Die Selbsthilfegruppe der Rosenthal-Gesellschaft, www.lkg-selbsthilfe.de, berät mit umfangreichen und detaillierten Informationen und Anregungen. Auch wenn die Diagnose zunächst erschreckend ist, stehen heute viele hilfreiche Informationen zur Verfügung und Sie können im Interesse Ihres Kindes zu Experten in eigener Sache werden.

Kleinwuchs

Kleinwuchs ist eine Wachstumsstörung des Kindes, deren Ursachen nur teilweise bekannt sind. Da es viele Ursachen gibt und Kleinwuchs in etwa hundert Erscheinungsformen auftritt, ist eine allgemeine Beschreibung nicht möglich. Manche Kleinwuchsformen sind erblich bedingt, aber die Kenntnis darüber ist noch ungenau. Kleinwuchs kann auch von den Eltern weitergegeben werden, ohne dass diese von ihrer Anlage wissen. Vielleicht haben sie auch weitere Kinder, die normal groß gewachsen sind.

Es kann eine Wachstumsverzögerung in der Schwangerschaft Ursache sein, die als »small for date« bezeichnet wird. Dann stimmt die Größe des Kindes nicht mit der Norm für die entsprechende Schwangerschaftswoche überein. In der Schwangerschaft kann dieser Hinweis viel Stress und Angst auslösen, die oftmals unnötig sind, denn meistens zeigt sich nach der Geburt, dass sich das Kind wie andere Kinder auch gut weiterentwickelt.

Wenn von einem konstitutionellen Kleinwuchs gesprochen wird, sind Personen gemeint, die im Erwachsenenalter mit einer

Körpergröße von 150 bis 160 Zentimeter an der unteren Grenze der Norm liegen und keine weiteren Auffälligkeiten haben.

Eine weitere von vielen Erscheinungsformen des Kleinwuchses kann im Ultraschallbild in der Mitte der Schwangerschaft auffallen: Dann zeigt sich eine unproportionierte Körperform, das Verhältnis von Kopf zu Armen und Beinen ist nicht der Norm entsprechend. Das ist das typische Bild, dem wir manchmal begegnen. In Deutschland leben etwa 50 000 Menschen mit Kleinwuchs.

Bedeutung für die Eltern

Wenn ein Kind mit erkennbarem Kleinwuchs geboren wird, braucht es, wie die anderen auch, die Liebe und Wärme seiner Mutter, darin unterscheidet es sich nicht von anderen Babys. Erst später geht es um die Sorge, wie sich die Zukunft für das Kind gestalten wird, das nicht der Normgröße entspricht.

Wenn sich trotz Vermutungen während der Schwangerschaft nach der Geburt keine Auffälligkeiten bemerkbar machen, wird dies zunächst entlastend sein. Bei vielen Müttern wirken aber die Sorgen noch lange nach, wenn sie beispielsweise die Entwicklung ihres Kindes immer wieder mit der anderer Babys vergleichen. Vielleicht helfen die Beobachtung und das Wissen darüber, wie unterschiedlich die Entwicklung der Kinder sein kann.

Bei einer auffälligen Kleinwuchsform, möglicherweise mit verkürzten Armen oder Beinen, fangen die Überlegungen spätestens an, wenn ein Kindergartenplatz gesucht wird oder die Einschulung bevorsteht. Viele Eltern befürchten, dass ihr Kind Nachteile haben und von anderen gehänselt werden könnte. Bauliche Hindernisse im eigenen Haushalt wie zu hohe Stufen oder eine unerreichbare Haustürklingel und auch die Sorge, wie das Kind später im Erwachsenenleben zurechtkommt, können die ersten Jahre überschatten. Hier lässt sich vor allem ein Rat geben: Die Unterstützung des Kindes in seiner Selbstständigkeit wird auch sein Selbstbewusstsein stärken und ihm ermöglichen, seine Fähigkeiten und Interessen zu entwickeln, wie dies andere Kinder auch tun.

Im *Bundesselbsthilfeverband kleinwüchsiger Menschen e.V.* berichten die Betroffenen von ihren Problemen, mit dieser Besonderheit in unserer normorientierten Gesellschaft zu leben, sie geben sich Tipps und Ratschläge auch zu sozialrechtlichen Fragen. Schauen Sie unter www.vkm.de nach.

Chromosomenstörungen

Jede menschliche Körperzelle besitzt 23 Chromosomenpaare, also 46 Chromosome. Frauen haben 44 Chromosome und je von der Mutter und vom Vater ein X-Chromosom. Männer haben 44 Chromosome und ein X-Chromosom von der Mutter und ein Y-Chromosom vom Vater. In jeder Keimzelle, also Eizelle und Samenzelle, sind 22 Chromosome enthalten und dazu entweder ein X-Chromosom oder ein Y-Chromosom. So hat jeder Mensch 23 Chromosome von der Mutter und 23 Chromosome vom Vater.

Wenn die Wissenschaft das menschliche Erbgut immer weiter entschlüsselt, kann das Staunen und Bewunderung hervorrufen, aber gleichermaßen ist es auch so, dass kaum noch jemand die Wirkung der immer kleiner werdenden Bausteine, Chromosomen, Gene und Erbfaktoren auf unser Leben versteht. Denn wie vererben Eltern ihren Kindern körperliche Merkmale, Begabungen, Gesundheit oder Krankheit? Nur als Laune der Natur? Ohne die Möglichkeit einer Einflussnahme auf das Geschehen können Eltern verfolgen, was sich aus der Zusammensetzung ihres Erbgutes ergibt, und sind gespannt, ob ihr Kind die Haarfarbe der Mutter oder die auffällige Nase des Vaters erben wird. Hinter dem Vater und hinter der Mutter steht sozusagen die jeweilige Familienherkunft, die mit Gesundheit, Krankheit und Erbanlagen in Verbindung gebracht wird. Andererseits sind Eltern zutiefst erschreckt und dem Geschehen hilflos ausgeliefert, wenn von Auffälligkeiten der Chromosome, von Varianten, schweren Störungen und Unvereinbarkeit mit dem Leben die Rede ist. Auch wenn nach Schätzungen nur rund 5 Prozent der Kinder mit angeborenen Störungen oder Fehlbildungen auf die Welt kommen und davon wiederum nur ein kleiner Teil auf einer Chromosomenstörung basiert, wollen Eltern Einfluss nehmen, Bescheid wissen und die Chromosomen des Kindes in der Schwangerschaft untersuchen lassen. Eine Risikoberechnung oder ein Hinweis im Ultraschall kann eine Chromosomenstörung vermuten lassen. Mithilfe einer Chorionzottenbiopsie oder Fruchtwasserentnahme können die Chromosomen des Kindes analysiert werden. Es gibt die numerische Abweichung, so wie sie beim Down-Syndrom vorkommt, bei dem das Chromosom 21 dreimal anstatt zweimal vorhanden ist, auch als freie Trisomie wird das bezeichnet. Daneben gibt es seltene Variationen, beispielsweise die Translokations-Trisomie, die vererbbar ist. Eine andere Unterart ist die Mosaik-Trisomie mit einer milderen Ausprägung der typischen Merkmale oder sogar völliger Unauffälligkeit. Chromosomenstörungen können so schwerwiegend sein, dass es bereits in der frühen Schwangerschaft, manchmal auch unbemerkt, zu einem spontanen Abbruch kommt. Mit diesem breiten Spektrum der unterschiedlichsten Möglichkeiten sehen sich Eltern konfrontiert. Für sie sind detaillierte Fachinformationen nicht nur schwer nachzuvollziehen, sondern es ist auch unmöglich, sie mit ihrer Situation in Einklang zu bringen. Denn wie sich diese Befunde auf ihr Kind auswirken, ist wiederum völlig unklar.

Down-Syndrom

Die häufigste Chromosomenveränderung ist die Trisomie 21, auch Down-Syndrom genannt, nach dem Entdecker John Langdon-Down. Ein Kind von etwa 650 wird statistisch gesehen mit Down-Syndrom geboren. Jede Frau kann theoretisch ein Kind mit Down-Syndrom bekommen, aber mit zunehmendem Alter der Frau erhöht sich das Risiko. Im Alter von 35 Jahren liegt das statistische Risiko, ein Kind mit Down-Syndrom zu bekommen, bei 0,35 Prozent, bei 39 Jahren bei 1,09 Prozent. Wenn auch das Risiko bei einem Alter von 40 Jahren mit 1,23 Prozent angegeben wird, heißt dies doch umgekehrt, dass durchschnittlich 98 bis 99 von 100 Kindern **kein** Down-Syndrom haben.

Besonders beim Down-Syndrom wird deutlich, wie unterschiedlich sich diese Chromosomenveränderung auswirken kann. Auch wenn Chromosome eine Basis unseres Lebens bilden, ist es nicht vorauszusehen, ob ein Kind mit Down-Syndrom körperlich gesund und geistig nur wenig beeinträchtigt ist. Die Spannbreite bei der Entwicklung der Intelligenz ist sehr groß. Es gibt viele Menschen mit Down-Syndrom, die einen guten Schulabschluss erreichen, im Anschluss erfolgreich eine Lehre oder Ausbildung absolvieren und damit ein selbstständiges Leben führen können. Einige Menschen mit Down-Syndrom brauchen dagegen lebenslange Hilfe. Das Down-Syndrom beeinflusst auch das Immunsystem und führt besonders im Kindesalter zu einer verstärkten Anfälligkeit für Erkältungskrankheiten und Mittelohrentzündungen. Ungefähr die Hälfte der Kinder hat einen Herzfehler, der unterschiedlich ausgeprägt ist. Dieser kann meist im ersten Lebensjahr operiert werden. Manche Kinder mit Down-Syndrom entwickeln sich verzögert oder haben einen schwächeren Muskeltonus.

Bedeutung für die Eltern

Wenn Sie erfahren haben, dass Sie ein Kind mit Down-Syndrom erwarten, entstehen zunächst viele Fragen, Vorstellungen und Bilder bestimmen Ihre Gefühle. Menschen mit Down-Syndrom können sehr unterschiedlich sein, denn diese Behinderung wirkt sich bei jedem Menschen anders aus. Die Bandbreite der individuellen geistigen und körperlichen Einschränkungen ist enorm. Das macht es für die Eltern auch so schwierig, sich ihr Kind vorzustellen. Dazu kommt noch, dass früher Kinder mit Down-Syndrom nicht entsprechend gefördert wurden und so in unserer Gesellschaft das Bild von Menschen mit Behinderung geprägt haben. Aber diese Kinder hatten schon von Anfang an weniger Chancen, ihre geistigen und motorischen Fähigkeiten zu entwickeln. Eventuell sind Ihnen auch schon Menschen mit Down-Syndrom begegnet, die durch ihre spontane Art und warmherzige Ausstrahlung sehr positiv auffielen?

Vielleicht erschrecken Sie darüber, wie Ihnen Ärzte oder Humangenetiker diese Menschen beschreiben, denn anhand von medizinischen Lehrbüchern wird nur ein sehr einseitiges, oftmals veraltetes Bild von Defiziten und Fehlern vermittelt. Diese Bilder können Sie ängstigen, wenn sie auf Ihr Kind übertragen werden. So sind Sie in der Schwangerschaft sicher auch schmerzhaft berührt, wenn Ihnen der Schwangerschaftsabbruch nun als eine Selbstverständlichkeit vermittelt wird.

Keine Chromosomenanalyse und keine medizinische Beschreibung können Ihnen voraussagen, inwieweit Ihr Kind beeinträchtigt sein wird, geschweige denn, wie sehr Sie es lieben werden und es fördern können. Werden die Kinder früh gefördert, können sie ihre geistigen und individuellen Fähigkeiten besser entwickeln und im Erwachsenenalter mit Unterstützung ein weitgehend selbstständiges Leben führen. Es ist beeindruckend, wie sich viele Eltern für ihre Kinder mit Down-Syndrom einsetzen. Am Anfang müssen zunächst die körperlichen Probleme behandelt werden, beispielsweise wenn ein Herzfehler vorliegt. Dann stellen sich die Fragen, die dem jeweiligen Lebensalter der Kinder entsprechen. Das sind Fragen zur Frühförderung, der Wahl des Kindergartens und der Schule und später, wie sich die Ablösung vom Elternhaus gestalten kann und welcher Beruf geeignet ist.

In den vergangenen Jahren haben sich zahlreiche Initiativen, Vereine und Selbsthilfegruppen gegründet, die mit Engagement und Kreativität auf die Belange von Menschen mit Down-Syndrom aufmerksam machen und diese als einen selbstverständlichen Teil unseres gesellschaftlichen Lebens sehen. Das reicht von Info-Mappen mit Erstinformationen in Geburtskliniken, damit den Kindern ein guter Start ermöglicht wird, bis hin zu der anspruchsvollen Zeitung *Ohrenkuss*, in der nur Menschen mit Down-Syndrom schreiben und sich so zu verschiedenen Themen wie Liebe, Reisen, Arbeit oder Glück zu Wort melden, so wie Meral Iris, ein Mädchen mit Down-Syndrom, die in folgenden Zeilen beschreibt, was sie unter Glück versteht:

Ich genieße den Frühling/ den Sommer/ das Spielen/ das Lesen/ das Ausgehen/ das Rausgehen/ Ich lese gern/ Ich singe gern/ Ich gehe gern raus/ Ich sehe gern fern/ Ich mache gern Sport/ Ich höre Musik/ Ich tanze gern/ selber Musik machen/ Ich spiele gern/ Ich esse gern Süßigkeiten. *

Auf Kongressen und in Vorträgen werden auch betroffene Familienangehörige über neue und altersspezifische Fragen, Probleme und Lösungsmöglichkeiten informiert. Die Familien bekommen dort Kontakt untereinander, was einer möglichen Isolation gut vorbeugen kann. Über www.down-syndrom.org können Sie den Kontakt zu einer regionalen Gruppe bekommen.

Im Begleittext einer Ausstellung des Fotografen Andreas Bohnenstengel, der Kinder, Jugendliche und junge Erwachsene mit Down-Syndrom porträtiert hat, heißt es: »Menschen mit Down-Syndrom sind etwas Besonderes, aber auch ganz normal: mit ihren Bedürfnissen nach Liebe, Zuneigung, Dabeisein, Respekt, Selbstständigkeit und Selbstbestimmung, mit ihren Launen, zuweilen mit ihrer ansteckenden Fröhlichkeit, aber auch mit ihrer anstrengenden Sturheit, mit ihren einzigartigen Persönlichkeiten und individuellen Begabungen.«

---

* Meral Iris; in: Ohrenkuss … da rein, da raus. Das Magazin. Gemacht von Menschen mit Down-Syndrom. Bonn 2003

Edwards-Syndrom und Pätau-Syndrom

Beim Edwards-Syndrom ist das Chromosom 18 dreimal in jeder Körperzelle vorhanden. Über die Häufigkeit variieren die Angaben, von zwischen 3000 und 10 000 Kindern kommt jeweils eines mit Trisomie 18 zur Welt. Die Häufigkeit dieser Chromosomenstörung steigt mit dem Alter der Mutter. Bei Frauen unter 25 besteht das Risiko, dass ein Kind von 2200 betroffen ist. Bei Frauen im Alter von 40 Jahren ist es ein Kind von 157. Jedoch kommt es bei dieser Trisomie in den Schwangerschaften mit etwa 95-prozentiger Wahrscheinlichkeit zu spontanen Fehlgeburten. Wenn durch die Humangenetik eine erbliche Belastung festgestellt wird, besteht in den nachfolgenden Schwangerschaften der Frau ein erhöhtes Risiko.

In der Ultraschalluntersuchung können ein Entwicklungsrückstand und auffällige innere Organe auf Trisomie 18 hinweisen, was mithilfe einer Fruchtwasseruntersuchung weiter abgeklärt werden kann. Durch schwere Defekte des Herzens, der Nieren, Harnleiter, des Magen-Darm-Trakts sowie des Knochenbaus haben die allermeisten der betroffenen Kinder nur eine sehr begrenzte Lebenserwartung.

Beim Pätau-Syndrom ist das Chromosom 13 in den Körperzellen des Kindes dreimal vorhanden. Auch hier variieren die Angaben über die Häufigkeit, und zwar kommt von 4000 bis 10 000 Kindern eines mit Trisomie 13 zur Welt.

Bei den Untersuchungen, die in der 12. Schwangerschaftswoche durchgeführt wurden, konnte festgestellt werden, dass ein erhöhtes Risiko mit zunehmendem Alter der Frau besteht. Im Alter von 25 Jahren wird davon ausgegangen, dass ein Kind von 6930 Trisomie 13 hat und bei einer 40-Jährigen das Risiko 1 zu 495 besteht. Im Ultraschall können ein Entwicklungsrückstand und eine Fehlbildung von Herz und Nieren und im Kopfbereich auf Trisomie 13 hinweisen. Die meisten dieser Schwangerschaften enden sehr früh und es kommt zu einer Fehlgeburt.

Bedeutung für die Eltern

Bei diesen beiden schwerwiegenden Chromosomenstörungen sterben die meisten Kinder bereits im Mutterleib, kurz nach der Geburt oder im ersten Lebensjahr. Ganz selten erreichen diese Kinder das Jugendalter. Sie warten und spüren die Lebenszeichen ihres Kindes und wissen aber nicht, wie lange das noch so ist. Das ist sehr belastend für die Frauen und macht die Schwangerschaft zu einer Phase mit extrem wechselhaften und unberechenbaren Gefühlen.

Eltern, die in der gleichen Situation standen, haben sich zusammengeschlossen, um andere zu unterstützen. Der Selbsthilfeverein *Leona e.V.* hat ein gut funktionierendes Netzwerk für Eltern von Kindern mit den verschiedensten und seltensten Chromosomenschäden.

Bereits in der Schwangerschaft, aber auch wenn ein Kind mit einer solchen Schädigung geboren wird, gibt es Kontaktmöglichkeiten zu gleichermaßen betroffenen Eltern. Zur Ergänzung der medizinischen Informationen werden in den Jahresheften des Vereins und auf der Homepage www.leona.de zahlreiche Erfahrungen von Eltern und wertvolle Tipps zu vielen Alltagssorgen wiedergegeben.

Wenn das Leben dieser Kinder nach den vorhergesagten Fehlbildungen stark begrenzt ist, überlegen Eltern auch sehr genau, wo sie ihr Kind zur Welt bringen wollen. Sie möchten es gut begleitet wissen, auch wenn seine Lebenszeit kurz ist. Dann brauchen sowohl die Eltern als auch die gesamte Familie Unterstützung.

Eine wichtige Entlastung der Familien mit kranken oder sterbenden Kindern sind ambulante oder auch stationäre Kinderhospize, die sich in den letzten Jahren vermehrt gegründet haben. Unter www.kinderhospiz.de können Sie regionale Adressen finden.

Ullrich-Turner-Syndrom (UTS)

Diese Chromosomenveränderung betrifft nur Mädchen. Statt der zwei weiblichen X-Chromosomen sind nur ein X, und somit nur 45 Chromosomen insgesamt vorhanden. Der deutsche Kinderarzt Otto Ullrich und der amerikanische Endokrinologe Henry Hubert Turner beschrieben in den 30er-Jahren dieses Syndrom. Es wird nicht mit dem Alter der Mutter in Zusammenhang gebracht. Von 10 000 Mädchen sind 2 bis 5 betroffen. Wenn in der Schwangerschaft keine genetische Untersuchung durchgeführt wurde, erfahren manche Eltern erst nach der Geburt, dass ihr Mädchen dieses Syndrom hat, weil es ein niedriges Geburtsgewicht hat. Ihre Körpergröße erreicht durchschnittlich 146 Zentimeter, oft wird mit Wachstumshormonen behandelt, um etwa 150 Zentimeter zu erreichen. Da die Eierstöcke nicht richtig ausgebildet sind, bleiben die betroffenen Frauen bis auf seltene Ausnahmen unfruchtbar und kinderlos. Mit einer Hormonersatztherapie kann die Pubertät mit Regelblutung und die Entwicklung der Brust erreicht werden. Eine körperliche Auffälligkeit ist manchmal eine seitlich mehr oder weniger stark ausgeprägte Halsfalte. Mädchen und Frauen mit Ullrich-Turner-Syndrom leben wie andere Menschen auch und haben keinerlei geistige Beeinträchtigung. Die Suche nach dieser Chromosomenveränderung gehört immer noch zu den Standarduntersuchungen der pränatalen Diagnostik, obwohl einige Humangenetiker sich dafür aussprechen, diese aus der Liste der zu entdeckenden Diagnosen zu streichen.

Bedeutung für die Eltern

Vielleicht unterscheidet sich Ihr Kind zunächst nicht von anderen Neugeborenen und Sie erleben und genießen die erste Zeit mit ihm wie alle anderen Mütter auch. Wenn sich später UTS herausstellt, kommen Fragen auf, die Sie in der Kinderarztpraxis und auch mit anderen Eltern besprechen können. Auch in

Selbsthilfegruppen können sich Eltern informieren, sich Tipps holen und austauschen. Mädchen und Frauen mit UTS haben sich zusammengeschlossen, um sich gegenseitig von ihrem Leben zu berichten. Sie wollen auf diese Weise Frauen bereits in der Schwangerschaft informieren und ihre Erfahrungen weitergeben, um den werdenden Müttern Mut zu machen, ein Kind mit diesem Syndrom auszutragen. Sie setzen sich auch in der Öffentlichkeit dafür ein, dass Vorurteile abgebaut werden und Informationslücken geschlossen werden. Auf der Homepage www.turner-syndrom.de können Sie die Ziele nachlesen und Kontakte in Ihrer Nähe knüpfen.

Klinefelter-Syndrom

Die Diagnose Klinefelter-Syndrom bedeutet weder, dass ein Kind eine Behinderung hat, noch, dass es krank ist. Sie wird hier aufgeführt, aber ausdrücklich als Chromosomenveränderung und nicht als -störung bezeichnet, weil sie zum Katalog der invasiven Untersuchungen immer noch dazugehört. Dieser besondere Chromosomensatz, als Klinefelter-Syndrom bezeichnet, betrifft nur Jungen. Während der Chromosomensatz bei Jungen normalerweise XY aufweist, sind bei dem Klinefelter-Syndrom XXY vorhanden. Ein Altersrisiko wird nur mit einer sehr geringen Wahrscheinlichkeit angegeben. Eine Frau von 35 Jahren hat ein angenommenes Risiko von 0,05 Prozent. Es ist nicht geklärt, wie es zu dieser Variante im Chromosomensatz kommt. In Deutschland leben ungefähr 40 000 Jungen und Männer mit Klinefelter-Syndrom, wobei von einer großen Dunkelziffer ausgegangen wird. Da die Auswirkungen individuell sehr verschieden sein können, wird auch angenommen, dass bei vielen Jungen oder Männern das Syndrom nicht erkannt wird. Sollten sich Besonderheiten in der körperlichen Entwicklung oder in der Schule mit Lernschwächen zeigen, denkt man bei diesen Auffälligkeiten allein nicht an einen auffälligen Chromosomensatz. Ein wichtiges Merkmal ist allerdings die Unterfunktion der

Hoden, die kein oder nur wenig Testosteron bilden. So erleben die Jungen eine Verzögerung der geschlechtlichen Entwicklung und bleiben unfruchtbar. Eine Hormonersatztherapie durch Testosteron kann, falls es sich als notwendig erweist, in der Pubertät die Geschlechtsentwicklung wie bei anderen Jungen auch unterstützen.

Bedeutung für die Eltern

Für die betroffenen Eltern unterscheidet sich ihr Sohn bei der Geburt nicht von anderen Neugeborenen. Im Kleinkindalter werden sie häufig als etwas ruhiger und passiver wahrgenommen. Vielleicht fallen sie im Kindergarten im Vergleich zu vielen unruhigen und lauten Kindern eher positiv auf.

Die Trotzphase ist oft auch etwas weniger ausgeprägt als bei Gleichaltrigen. Bei einer etwaigen Verzögerung der sprachlichen und motorischen Entwicklung kann man das Kind durch Ergotherapie oder Logopädie unterstützen. Die geistige Entwicklung verläuft wie bei Kindern ohne Klinefelter-Syndrom.

Die Auswirkungen des Klinefelter-Syndroms sind wenig auffällig und so bleibt diese Chromosomenveränderung für viele Männer unbemerkt. Folgerichtig wäre es angebracht, dass sie aus dem Untersuchungskatalog der Geschlechtschromosomen ausgeschlossen würde, was auch manche Humangenetiker befürworten.

Auf ihrer Webseite setzen sich die Betroffenen vehement dafür ein, werdenden Eltern zu vermitteln, dass für ein Kind mit Klinefelter-Syndrom kein Grund für einen Schwangerschaftsabbruch besteht. Unter www.klinefelter.de oder *Deutsche Klinefelter-Syndrom Vereinigung e. V.* sind viele nützliche Informationen zu finden.

Neuralrohrdefekte

Neuralrohrdefekte entstehen in der frühen embryonalen Entwicklung, zwischen der 5. bis 6. Schwangerschaftswoche, in der sich das Neuralrohr normalerweise schließt.

Spina bifida – offener Rücken

Diese Fehlbildung ist eine Verschlussstörung der Wirbelsäule, genauer der Rückenmarkshäute. Sie kann winzig klein und wenig ausgeprägt sein, aber auch eine schwere offene Ausprägung aufweisen. Der Bereich der Lendenwirbelsäule und des Kreuzbeines ist am häufigsten betroffen, dabei kommt es zu Querschnittslähmungen und einer Beeinträchtigung der Kontrolle von Blase und Darm. Je höher im Bereich der Wirbelsäule der Defekt liegt, also je näher in der Nähe des Gehirns, desto schwerwiegender ist die sich daraus ergebende Behinderung. In einer erneuten Schwangerschaft steigt das Risiko für eine gleiche Fehlbildung.

Die Häufigkeit von Spina bifida wird mit 0,1 Prozent angegeben und ist nicht vom Alter der Mutter abhängig. Die Ursachen für einen offenen Rücken sind vielfältig. Es können Chromosomenstörungen sein oder Infektionskrankheiten mit hohem Fieber in der frühen Schwangerschaft. Verschiedene Einflüsse erhöhen das Risiko, beispielsweise Rauchen, Alkoholkonsum sowie Vitaminmangel.

Mit einer rechtzeitigen und ausreichenden Einnahme von Folsäure kann bereits in der Planung der Schwangerschaft oder ab dem ersten positiven Schwangerschaftstest das Risiko um etwa die Hälfte verringert werden. Es wird eine Einnahme von täglich 400 Mikrogramm Folsäure empfohlen. Das heißt aber nicht, dass es gar kein Risiko mehr gibt. Bei einer Ultraschalluntersuchung und später durch die Bestimmung im Fruchtwasser können genauere Aussagen getroffen werden.

Bedeutung für die Eltern

Wenn bei Ihrem Kind ein Neuralrohrdefekt festgestellt wird, entstehen große Sorgen und Sie brauchen genauere Informationen über den Schweregrad der Störung. Rechnet man bei Ihrem Kind nur mit kleinen Defekten, vielleicht nur mit einer gering ausgeprägten, fast nicht sichtbaren Verschlussstörung, dann können Sie darauf hoffen, dass die Einschränkung nur minimal ist und Ihr Kind zwar behandelt werden muss, sich aber ansonsten wie andere Kinder auch weiterentwickeln kann. Liegt die Störung im Rückenmark weiter oben, werden Sie mit einer sehr schweren Behinderung rechnen müssen, und dann brauchen Sie umfangreiche Unterstützung für die Versorgung und Pflege Ihres Kindes.

Die Geburt wird meistens durch einen Kaiserschnitt geplant, damit die ungeschützt austretenden Nerven nicht verletzt werden. Wenn es eine offene Stelle ist, muss diese nach der Geburt wegen der Gefahr einer Infektion durch eine Operation geschlossen werden. Weiterhin brauchen Kinder mit Spina bifida eine regelmäßige und unterschiedlich intensive medizinische Betreuung. Ein Team von verschiedenen Fachärzten wie Kinderneurologen, Urologen und Orthopäden ist notwendig, um Ihr Kind gut zu behandeln und zu begleiten. Dabei kann jedes Lebensalter unterschiedliche thematische Schwerpunkte besitzen. Die *Arbeitsgemeinschaft Spina bifida und Hydrocephalus e.V.* stellt betroffenen Eltern und auch Erwachsenen, die damit leben, viele Informationen zur Verfügung, siehe unter www.asbh.de.

Hydrozephalus

Hydrozephalus ist eine Störung des Hirnwasserkreislaufs, sie kann als Begleiterscheinung von Spina bifida oder auch getrennt davon vorkommen. Durch die Abflussstörung des Hirnwassers, *Liquor*, kann es zu Überdruck kommen. Ein genauer Ultraschall in der Schwangerschaft kann erweiterte Hirnkammern feststellen, dann sollte die weitere Entwicklung beobachtet werden. Diese Störung ist vom Alter der Mutter unabhängig und wird mit 0,1 Prozent Häufigkeit angegeben. Ursachen können auch Entzündungen der Hirnhäute des Babys oder eine Virusinfektion in der Schwangerschaft, beispielsweise Röteln, sein.

Bedeutung für die Eltern

Erfahren Sie schon in der Schwangerschaft, dass für ihr Kind der Verdacht auf einen Hydrozephalus besteht, werden Sie beunruhigt sein. Sie können jedoch auf den nächsten Ultraschall hoffen, denn manchmal bildet sich diese Störung auch schon in der Schwangerschaft zurück. Wenn sich der Verdacht aber bestätigt, tun Sie gut daran, sich umfassend zu informieren, was ein Leben mit der Störung für Ihr Kind und Sie bedeuten könnte. Sie werden dabei feststellen, dass die Informationen meist sehr allgemein sind und für Ihr eigenes Kind zunächst nur einen begrenzten Stellenwert haben, da Hydrozephalus viele unterschiedliche Auswirkungen haben kann. Muss Ihr Kind nach der Geburt operiert werden, dann wird ein Abfluss des Hirnwassers mit einem dünnen Schlauch (Shunt) in den Bauchraum geleitet. Am Kopf Ihres Kindes ist eventuell unter der Haut der kleine Schlauch zu bemerken. Besprechen Sie mit Ihrem Kinderarzt die weiteren Kontrollen und Behandlungsmöglichkeiten. Die bereits genannte *Arbeitsgemeinschaft Spina bifida und Hydrozephalus* bietet Eltern Hilfe und vermittelt viele wissenswerte Informationen auf einem fachlich hohen Niveau. Sie können sich dort auch über medizinische Fragen und Problemlösungen informieren. Auch Rechtsfragen werden erörtert sowie Wohnprojekte und Diskussionsforen vorgestellt. Darüber hinaus finden Sie dort ein bundesweites Netz von Behandlungsstellen, nach Postleitzahlen sortiert, zusammengestellt.

Mukoviszidose

Mukoviszidose wird auch *Cystische Fibrose* oder kurz CF genannt und ist eine genetisch vererbte Krankheit. Auch gesunde Menschen können die Anlage zur Mukoviszidose an ihre Kinder weitergeben. Wenn beim Vater und bei der Mutter ein entsprechendes Gen verändert ist, kann das Kind mit einer 25-prozentigen Wahrscheinlichkeit an Mukoviszidose erkranken. Ab der 11. Schwangerschaftswoche kann ein Gentest, der mittels Chorionzottenbiopsie oder Fruchtwasseruntersuchung durchgeführt wird, die Diagnose ermitteln. Doch auch nach der Geburt ist es möglich, Mukoviszidose durch verschiedene Methoden festzustellen. Es ist eine chronische Krankheit und die Therapie versucht die aus ihr resultierenden Mangelzustände auszugleichen. Die Symptome der Krankheit sind unterschiedlich, je nach Veränderung des entsprechenden Gendefekts. Ein fehlerhaftes Eiweiß bewirkt eine gestörte Durchlässigkeit der Zellwände und so kommt es zu Folgeproblemen, die vor allem das Atemsystem, den Verdauungstrakt und die Bauchspeicheldrüse beeinträchtigen. In der Lunge bildet sich ein zäher Schleim, der nur schwer abgehustet werden kann, und auch im Verdauungstrakt kommt es zu Problemen.

Bedeutung für die Eltern

Es kann sein, dass die Krankheit Ihres Kindes nicht gleich nach der Geburt erkannt wird, sondern erst im Laufe des ersten Lebensjahres durch dauernden Husten und besonders viele Verdauungsprobleme auffällt. Je früher die Krankheit erkannt und mit der Behandlung begonnen wird, desto günstiger ist der Krankheitsverlauf. Wenn Sie von der Diagnose erfahren, sind Sie von dieser Mitteilung zunächst sicherlich tief betroffen. Vielleicht fällt Ihnen zuerst ein, dass Ihr Kind nun immer medizinische Hilfe braucht, weil es eine chronische Krankheit hat. Und Sie denken daran, dass seine Lebenserwartung verkürzt ist.

Da jedoch heute neue Medikamente und verbesserte Therapien zur Verfügung stehen, können diese die Lebensqualität Ihres Kind außerordentlich verbessern und seine Lebenserwartung erhöhen.

Durch wissenschaftliche Forschung, verbesserte medizinische Versorgung und das Engagement vieler Mukoviszidose-Kranker selbst, ist das gemeinsame Bemühen entstanden, dass kein Kind mehr an Mukoviszidose sterben darf. Die betroffenen Kinder brauchen Zuversicht und Disziplin und die Familien benötigen konsequente Hilfe, um die täglichen Behandlungen durchzuführen und sie in den Tagesablauf zu integrieren. Mehrmals am Tag müssen die Kinder Antibiotika und Kochsalzlösung inhalieren, damit sich der zähe Schleim in der Lunge lösen kann. Sie benötigen darüber hinaus regelmäßige Krankengymnastik und Atemübungen, die den Brustkorb stärken und einer lebensbedrohlichen Lungenentzündung vorbeugen. Gegen die Verdauungsprobleme müssen täglich viele Tabletten eingenommen werden.

So kann ein ganz normaler Tag im Leben eines mukoviszidosekranken Kindes nach Abzug der täglichen vielen Behandlungen ansonsten so verlaufen wie bei anderen Kindern auch, dass nach Schule und Hausaufgabenzeit Freizeit und Sport auf dem weiteren Programm stehen.

In Deutschland leben ungefähr 8000 Menschen mit Mukoviszidose. In Selbsthilfegruppen, siehe unter www.muko.info, stehen nicht nur eine Fülle von Informationen zur Verfügung, sondern auch die Unterstützung durch finanzielle Hilfen. Denn der Erfolg der Therapie soll nicht an einer finanziellen Zwangslage scheitern. Eltern können sich dort Unterstützung von anderen Eltern holen und sich viele gute Tipps und Adressen geben lassen. Besonders auffallend ist das großartige und kreative gesellschaftliche Engagement des *Mukoviszidose-Vereins*. Mit der Aufforderung, ein »Schutzengel für Kinder mit Mukoviszidose« zu werden, gelingt es immer wieder, verschiedene prominente Persönlichkeiten des öffentlichen Lebens für persönliche Patenschaften zu gewinnen oder Spendengelder zu sammeln.

Beratung und Aufklärung

Es können sich viele Fragen um die pränatalen Untersuchungen entzünden. Gesellschaftliche Widersprüche werden auch in der Anwendungspraxis der Untersuchungsmethoden sichtbar. Diese neue Medizintechnik geht uns alle an, und sie bewegt uns. Die Wirkung der neuartigen Entwicklungen ist enorm und zieht große Kreise auf allen Ebenen. Vertreter aller Gesellschaftsgruppen diskutieren das Thema engagiert und kontrovers. Während die einen in der Weiterentwicklung dieses Wissenschaftszweiges den Schlüssel für wissenschaftlichen Fortschritt sehen, warnen Gegner vor den Auswirkungen. Möchten Frauen grundsätzlich keine zusätzlichen pränataldiagnostischen Untersuchungen machen, geraten sie häufig in Rechtfertigungsdruck. Im sozialen Umfeld der meisten ist die Nutzung der Pränataldiagnostik einfach üblich.

Die persönlichen Grenzen und Sichtweisen sind aber unterschiedlich. Deshalb ist man in der Schwangerschaft gut beraten, sich bereits vor den Untersuchungen umfassend über mögliche diagnostische Methoden und deren Konsequenzen zu informieren, um dann eine persönliche, informierte und tragbare Entscheidung zu treffen. Werdende Eltern haben auch ein Recht darauf, nicht alles wissen zu wollen, was die Technik an Information geben kann. Zum Beispiel wollen einige Eltern vor der Geburt nicht wissen, ob sie ein Mädchen oder einen Jungen bekommen. Sie möchten es noch offenhalten und sich überraschen lassen. Viele wollen auch nicht wissen, ob ihr Kind eine genetische Abweichung hat.

Die Wirkung und mögliche Konsequenzen der Untersuchungen sollten Frauen vor dem Frühscreening kennen. Nach einer Bedenkzeit und der informierten Zustimmung kann ein auf die individuellen Bedürfnisse zugeschnittener Untersuchungsplan erstellt werden. Dabei kann das persönliche Sicherheitsbedürfnis nochmals hinterfragt und auch eventuell mögliche Alternativen für eine gute Betreuung angedacht werden. Dabei wird abgeklärt, ob grundsätzlich Untersuchungen gemacht werden sollen und wenn dem so ist, welche von den angebotenen Verfahren gewählt und in Anspruch genommen werden. Leider wird der Sinn so mancher Untersuchung von werdenden Eltern erst zu spät hinterfragt, nämlich dann, wenn bereits eine schwierige Situation entstanden ist.

Besonders während der ersten Schwangerschaft kann es für Laien schwer sein, sich zu orientieren, welche der angebotenen Untersuchungen beruhigend und persönlich unterstützend sein und Sicherheit geben können. Es bleibt häufig zunächst unklar, welche der Informationen bei den Untersuchungen gewonnen werden und welche Aussagekraft und Bedeutung diese für das persönliche Leben haben. In der Abwägung des Für und Wider sind persönliche Handlungsmöglichkeiten entscheidend. Unabhängig davon, welches Vorgehen bezüglich der Untersuchungen in der Schwangerschaft beabsichtigt wird, ist es sinnvoll, vorab in Ruhe alle Möglichkeiten zu bedenken und zu reflektieren, um den individuell passenden Weg zu finden und sich damit gute Voraussetzungen zu schaffen.

Es fällt vielen Menschen schwer, eine eigene Meinung zur Pränataldiagnostik zu finden. Ist man nicht direkt betroffen, ist es möglich, sich aus distanzierter Perspektive diesem Thema anzunähern. In der Schwangerschaft ist die Auseinandersetzung viel komplizierter. Hier bestimmt die persönliche Betroffenheit die Gefühle. Da das mögliche Untersuchungsergebnis und die daraus folgende mögliche Tragweite zum Untersuchungszeitpunkt im ersten Schwangerschaftsdrittel noch nicht abzusehen sind, ist oftmals die Entscheidung für einen möglichen Untersuchungsplan am Schwangerschaftsbeginn eine Entscheidung mit vielen Unbekannten. Vor den Untersuchungen sind alle möglichen Konsequenzen noch offen und unbekannt. Es hat sich bewährt, den Untersuchungsplan bewusst und in Abwägung aller persön-

lich bedeutsamen Faktoren zu gestalten. Statistische Risikobe-
rechnungen können in Einzelsituationen dabei sowohl sehr hilfreich sein als auch völlig nutzlos oder sogar störend.

Bei all den bereits ausgeführten möglichen Konfliktsituationen
scheint es sinnvoll, sich rund um die Untersuchungen gute Bedingungen zu schaffen und die möglichen Unterstützungssysteme für
einen achtsamen Umgang mit sich selbst zu nutzen. Es hat sich
bewährt, wenn werdende Eltern sowohl die medizinische als auch
die psychosoziale Beratung vor, während und nach der Pränataldiagnostik nutzen, um für sich einen guten Weg zu finden.

Medizinische Beratung

Eine eingehende medizinische Aufklärung und Beratung über die
angebotenen Tests im Rahmen der Untersuchungen zur allgemeinen Schwangerenvorsorge ist Voraussetzung für eine informierte
Entscheidung der schwangeren Frau. Die Beratung eines Arztes
geschieht natürlich aus ärztlicher Perspektive und ist von einem
professionellen Verständnis des Risikos geprägt. Sie ist unabdingbar gebunden an den ärztlichen Behandlungsauftrag. Eine
umfangreiche Information und Aufklärung zu den Untersuchungsmethoden, dem Untersuchungsverlauf und möglichen
Untersuchungsergebnissen gehört zur verantwortungsvollen Begleitung einer schwangeren Patientin. Mit der medizinischen Beratung durch den Arzt soll die Transparenz der Untersuchungen
ermöglicht und damit eine Basis für individuelle Lösungen geschaffen werden. Die medizinische Beratung weist aus ärztlicher
Sicht auf den Anlass und das Ziel der Untersuchungen hin. Sie
erhalten dabei ausführliche und allgemein verständliche Informationen zu den verschiedenen nichtinvasiven und invasiven
Untersuchungsmethoden, erfahren, wie die Untersuchungen gemacht werden, den Untersuchungsverlauf sowie, welche Informationen die Untersuchungsergebnisse geben können, aber auch
welche Risiken und Nebenwirkungen sie im ungünstigsten Fall
haben. Sie erhalten weiter Informationen zu den statistischen

Risikoeinschätzungen und zur Sicherheit der Untersuchungsergebnisse. Ebenso werden Sie aufgeklärt über die Erkennungs-
möglichkeiten der Pränataldiagnostik und über die Grenzen der
vorgeburtlichen Diagnosen. Bei Bedarf wird Sie Ihr Arzt an eine
humangenetische Beratung weiterempfehlen. Hier bekommen
Sie Aufklärung über Behandlungschancen bei einem möglichen
»positiven« Befund. Auch hierbei machen werdende Mütter
sicherlich unterschiedliche Erfahrungen. Während manche Frau-
en eine sehr kompetente, einfühlsame und verständnisvolle ärztliche Beratung erleben, die es ihnen ermöglicht, alle offenen Fragen zu klären, machen andere wiederum die Erfahrung von
knappen und unverständlichen Antworten auf ihre Fragestellungen. Mit der medizinischen Beratung durch den Arzt soll die
Transparenz der Untersuchungen ermöglicht und damit eine
Basis für individuelle Lösungen geschaffen werden. Bereiten Sie
sich daher auf das medizinische Beratungsgespräch vor, indem
Sie sich Fragen notieren, die Ihnen persönlich besonders wichtig
sind. Meistens ist es zu Hause ruhiger und entspannter als in der
Praxis des Arztes, und es fällt leichter, die persönlich relevanten
Punkte zusammenzutragen. An folgenden Fragen können Sie
sich beispielsweise orientieren:

- Welche Untersuchungen können gemacht werden, und welche emp-
  fiehlt der Arzt ganz direkt im individuellen Fall?
- Wo werden die Untersuchungen vorgenommen, kann der Arzt speziel-
  le Adressen empfehlen?
- Wie laufen die Tests ab, wann kommen die Ergebnisse?
- Wie werden die Ergebnisse mitgeteilt?
- Haben die Untersuchungen eventuelle Nebenwirkungen?
- Was genau erfährt man aus den Behandlungsergebnissen, welche
  Konsequenzen können sich ergeben?
- Gibt es jeweils Behandlungsmöglichkeiten bei den Schädigungen, auf
  die hin untersucht wird?
- Wie sicher sind die Ergebnisse?
- Wie steht es um die Kosten für die Untersuchungen?

Es ist wichtig, alles zu erfragen, was man persönlich wissen möchte, und immer zu prüfen, was man selbst in der eigenen Lebenssituation mit den Antworten auch wirklich anfangen kann. Erst dann können Sie entscheiden, wie Sie vorgehen möchten. Und dann kann es natürlich auch sein, und sollte vom Arzt akzeptiert werden, dass eine Frau sich nach dem Abwägen aller ihr zugänglichen Kriterien unter Einbeziehung ihrer persönlichen Risikofaktoren und ihrer persönlichen Lebenssituation dafür entscheidet, keine ergänzenden Untersuchungen zur allgemeinen Schwangerenvorsorge zu machen.

Jedoch warnen kritische Stimmen davor, dass der häufig routinemäßige Einsatz der Untersuchungsmethoden manchmal auch in der Praxis den Blick dafür verstellen könnte, dass sich Ängste schwangerer Frauen neben medizinischen Gründen auch noch aus vielfältigen anderen, individuellen, gesellschaftlichen und sozialen Faktoren, zusammensetzen. Sie weisen darauf hin, dass im Einzelfall der Arzt oder die Ärztin dennoch darauf achten sollte, neben medizinischen auch individuelle Ängste und Probleme der schwangeren Frau wahrzunehmen und zu beachten.

Vor allem, wenn Sie nach der Pränataldiagnostik eine traurige Mitteilung bekommen, nehmen Sie sich soviel Unterstützung wie möglich. Erfragen zunächst Sie bei Ihrem Arzt im medizinischen Beratungsgespräch alle Informationen, die Sie benötigen, um die veränderte Lebenssituation überhaupt zu begreifen. Ihr Arzt weiß, in welchem Ausnahmezustand Sie sich jetzt befinden, und weiß auch, dass manche Informationen mehrmals ausgesprochen werden müssen, ehe Sie diese überhaupt innerlich erfassen. Deshalb stellen Sie alle Ihre Fragen und nehmen Sie sich dazu die Zeit, die Sie brauchen. Verabreden Sie außerdem mit Ihrem Arzt in kurzen Zeitabständen weitere medizinische Beratungstermine. Es ist normal in einer solchen Situation weinen zu müssen. Ihr Arzt versteht das und wird Sie mit Respekt begleiten.

Legen Sie unbedingt Wert darauf, bereits vor der Untersuchung auch mit dem Arzt im Pränataldiagnostik-Zentrum zu sprechen. Sie müssen wissen, worauf Sie sich »einlassen«, nur so können Sie dann auch halbwegs entspannt mit den Untersuchungsabläufen im Einzelnen umgehen, und Sie vermeiden ähnliche Erfahrungen, wie sie die Frau im folgenden Beispiel erlebte:

Frau F. fühlte sich während der Schwangerschaft insgesamt geschwächt. Sie war regelmäßig bei der Schwangerenvorsorge und bei einer der Ultraschalluntersuchungen wurde ihr Arzt sichtlich nervös. Anschließend telefonierte er mit einem Kollegen, einem Pränataldiagnostiker, und ordnete eine sofortige Überweisung an. Frau F. sprach er erst nach dem Telefonat an, um ihr die sofortige Untersuchung mit einem speziellen Ultraschall in einem Pränataldiagnostikzentrum anzuraten. Die aufgeregte Stimmung übertrug sich auf die werdende Mutter. Sie hatte den Eindruck, es sei höchste Eile geboten. Obwohl sie an diesem Tag noch nichts gegessen hatte, ging sie sofort und völlig unvorbereitet zur nächsten Untersuchung. Dort wurde ein spezieller, differenzierter Ultraschall gemacht. Das Bild von ihrem Ungeborenen wurde in einem überlebensgroßen Bild an der Decke des Raumes wiedergegeben, um es deutlich für Frau F. sichtbar zu machen. Der Arzt war sehr wortkarg, er sagte, er könne wenig sehen, das Kind müsse sich zunächst bewegen. Das tat es aber nicht, deshalb wurde die Untersuchung abgebrochen. Frau F. sollte sich im Haus bewegen und die Treppen auf und ab gehen. Anschließend wurde die Ultraschalluntersuchung wiederholt. Leider ergab auch diese Untersuchung nicht das gewünschte deutliche Bild, deshalb wurde die Untersuchung erneut unterbrochen und die schwangere Frau wieder ins Treppenhaus geschickt. Allmählich war ihr übel und schlecht. Sie hatte einen leeren Magen, fühlte sich sehr allein und von der Situation überfordert. Nun wurde die Untersuchung wiederholt und dabei eine große Kiefer-Gaumenspalte bei ihrem Kind festgestellt. Die bildliche Übertragung zeigte das Gesicht ihres Kindes frontal und die Spaltbildung wirkte auf dem Deckenbild überdimensional groß. Der Pränataldiagnostiker arbeitete sachlich sehr präzise, zu Frau F. aber war er verhalten und zurückhaltend. Er verwies sie weiter zu einer Fruchtwasseruntersuchung, die an einem anderen Tag vorgenommen werden sollte. Frau F. war mit ihren Nerven am Ende. Die Grenzen der möglichen Belastbarkeit waren weit überschritten. Sie war während der ganzen Prozedur allein, ohne persönliche Begleitung und vor allem gänzlich unvorbereitet. Den Ablauf der Untersuchung und die Untersuchungsdynamik konnte sie nur als problematisch erleben.

Psychosoziale Beratung

Rund um die diagnostischen Untersuchungen können sich viele unterschiedliche persönliche Fragestellungen ergeben. Im günstigsten Fall sind die medizinischen Fragen bald geklärt und ausreichend beantwortet. Die Transparenz der Untersuchungen ist nun gewährleistet und Sie wissen, was auf Sie zukommt. Empfohlene Adressen sind bekannt, der Ort, wo die Untersuchungen vorgenommen werden können, und Vorgespräche zu medizinischen Fragen zum Untersuchungsablauf sind möglich. Alles scheint zunächst klar.

Dennoch könnte weiterer persönlicher Klärungsbedarf zu den Methoden der vorgeburtlichen Diagnostik oder anderen individuellen Schwangerschaftsthemen bestehen. Eine Möglichkeit, sich in der Zeit rund um mögliche Untersuchungen stärkende Begleitung zu verschaffen, ist die medizinunabhängige psychosoziale Beratung. Leider wird dieses Angebot noch viel zu wenig von schwangeren Frauen und Paaren angenommen. Viele Frauenärzte weisen noch zu wenig auf dieses Angebot hin und ermuntern die Frauen nicht häufig genug, es zu nutzen. Oft erst dann, wenn im Untersuchungsverlauf Warnungen oder Risiken ausgesprochen werden, nehmen viele Frauen eine psychosoziale Beratung in Anspruch, um sich unterstützen zu lassen.

Sie finden dieses Beratungsangebot in Schwangerenberatungsstellen, und es wird von Sozialpädagoginnen mit einer speziellen Zusatzausbildung zur Beraterin für psychosoziale Beratung zur Pränataldiagnostik angeboten. Die psychosoziale Beratung sollten Sie jedenfalls unbedingt bereits vor der Inanspruchnahme der Pränataldiagnostik aufsuchen. Denn hier finden Sie einen Ort, an dem Sie während des gesamten pränataldiagnostischen Prozesses und darüber hinaus in der ganzen Schwangerschaft Hilfe, Zuspruch und Kraft bekommen und alle Fragen rund um die vorgeburtlichen Untersuchungen stellen können. Während der Beratung können Sie mit Ruhe und Zeit die erhaltenen medizinischen Informationen reflektieren und auf Ihre eigene konkrete Lebenssituation übertragen. Erfahrungsgemäß ergeben sich in diesem

Klärungsprozess höchst unterschiedliche und individuelle Überlegungen und Fragestellungen, gekennzeichnet durch die große mögliche Spannbreite der Untersuchungsergebnisse. Von Erleichterung bis Besorgnis ist alles möglich. Dieser Beratungskontext bietet Ihnen in einem angenehmen und entspannten Umfeld Begleitung auf Ihrem Weg zu einem informierten Umgang mit Untersuchungen und somit auch zu einer selbstbewussten Gestaltung Ihrer Schwangerschaft.

In der individuell abgestimmten, entspannten Beratungssituation können persönliche Probleme ergebnisoffen und aus einer nichtmedizinischen Perspektive betrachtet werden. Da Sie während der Beratung keinerlei Entscheidungen treffen müssen, kann sich dort ein Raum für die persönliche Betroffenheit öffnen. Psychosoziale Beratung im Kontext von Pränataldiagnostik soll Schwangeren und ihren Partnern die Möglichkeit geben, mit der Unterstützung einer Beraterin mögliche Konsequenzen einer Entscheidung im Licht der eigenen Lebenssituation zu betrachten – etwa um die eigene Position zu den Untersuchungen erst noch zu finden, zu revidieren oder zu festigen. Ziel der psychosozialen Beratung ist es, die schwangere Frau von ihren Ängsten zu befreien.

Viele Frauen und Männer scheuen sich in einer schwierigen Situation, dieses Angebot anzunehmen, entweder weil es ihnen nicht bekannt ist, oder weil sie sich darunter nichts Genaues vorstellen können. In der momentanen Situation der Ungewissheit will man sich nicht noch einer weiteren unbekannten Größe ausliefern.

An einem Ort, der nicht mit einer Klinik oder Praxis verbunden ist, können Sie innehalten und aus der Distanz die eigene Situation analysieren. Ihre Unabhängigkeit bleibt gewahrt und Sie können in einem wertfreien Raum mit fachkundiger Unterstützung in Ruhe zu Ihrer eigenen Entscheidung finden. In der Beratung wird versucht, das Risiko in den persönlichen Kontext zu stellen. Das heißt, es wird nicht etwa ein pauschalisierter Rat gegeben, sondern man möchte herausfinden, was die Untersuchungsmaßnahmen in der Einzelsituation bedeuten. Insbesonde-

re zwischen schwangeren Frauen und ihren Partnern besteht im
Falle eines Konflikts das Bedürfnis, persönliche Ansichten und
Einstellungen nochmals infrage zu stellen und von einem anderen Blickwinkel aus zu beleuchten. In entspannter und verständ-
nisvoller Atmosphäre erhalten werdende Eltern in der Beratung
die Gelegenheit, in Ruhe und mit Zeit zu überlegen, zu reflektieren und Fragen zu stellen.

Schwangere Frauen und Paare stellen sich in einer solchen
Klärungsphase intensiv die Frage, was es für sie persönlich
bedeuten würde, wenn bei ihrem ungeborenen Kind eine Behinderung festgestellt würde. Was würde es bedeuten, wenn sie sich
trotzdem für dieses Kind entscheiden, und was würde es bedeuten, wenn sie sich zu einem Schwangerschaftsabbruch durchrin-
gen? Wie sehen die beruflichen Perspektiven aus? Nicht zuletzt
dies ist eine wesentliche Frage, die sich werdende Eltern stellen.
In einem geschützten Rahmen können solche Befürchtungen
und Sorgen ausgesprochen werden. Während eines Gesprächs
auf gleicher Augenhöhe kann die Aussagekraft und die Bedeutung von Untersuchungsergebnissen im persönlichen Kontext,
vor dem Hintergrund der eigenen Geschichte und der persönlichen Gesundheit reflektiert werden.

Da erfahrungsgemäß die Frauen und Paare mehrere Bera-
tungssitzungen aufsuchen, haben sie in den dazwischen verblei-
benden Tagen die Gelegenheit, einen möglichen Entscheidungs-
weg im Laufe eines ganzen Tages durchzuspielen. Sie werden
wahrnehmen, ob sie sich mit dem gewählten Handlungsweg
auch noch nach einer überschlafenen Nacht gut fühlen oder ob
sich Bedenken anmelden. Wenn Sie sich auf informierter Basis
gegen weitere pränataldiagnostische Untersuchungen entscheiden, werden Sie sich in der weiteren Schwangerenvorsorge Ihrem Frauenarzt anvertrauen. Außerdem hilft Ihnen ergänzend
dazu die Schwangerenvorsorge bei der Hebamme. Sollten Sie
sich für die Anwendung der Pränataldiagnostik entscheiden, ist
es unbedingt ratsam, beide Beratungsangebote, also sowohl die
medizinische als auch die psychosoziale Beratung, zu nutzen,
denn sie ergänzen sich gegenseitig. Richten Sie alle noch offenen

medizinischen Fragen an Ihren Arzt, denn die Klärung sichert eine möglichst angstfreie Untersuchungsatmosphäre, wirkt sich entspannend auf Ihre Bauchmuskulatur aus und steht somit in direkter Wirkung zum positiven Untersuchungsverlauf. Nach unseren Erfahrungen hat es sich bewährt, wenn Frauen auch während der Zeit der Untersuchungen Kontakt zu ihrer Beraterin pflegen. Die Zeit nach den Untersuchungen ist vorrangig eine Zeit des Wartens auf den Befund. Viele Frauen erleben diese Tage spannungsgeladen, denn sie wissen nicht, was das Untersuchungsergebnis bringen wird. Gleichzeitig läuft die Zeit Ihrer Schwangerschaft weiter und als schwangere Frau wird Ihnen jede Form der Entspannung angenehm sein. Gönnen Sie sich in dieser Zeit ganz besondere Dinge wie etwa eine Einzelstunde mit Entspannungs- und Atemübungen. Das wird Ihnen und Ihrem Kind guttun, denn über den Atem wird die Nähe von Mutter und Kind gefördert. Sollten die Untersuchungen einen »positiven« Befund ergeben, ist es sehr hilfreich, wenn Sie an das Vertrauen zu Ihrer psychosozialen Beraterin anknüpfen können, um dort gleich einer Insel einen Ruhepol zu haben. Hilfreich kann sein, zunächst innezuhalten, um vor möglichen weiteren Handlungsschritten alle Seiten zu sehen und zu bedenken. Wahrscheinlich sind Sie zum ersten Mal in Ihrem Leben in einen solch tragischen Konflikt geraten, nutzen Sie deshalb die professionellen Erfahrungen und Kompetenzen in der Begleitung, um so auch in dieser momentan verzwickten Lage zum Licht am Ende des Tunnels zu finden.

Es betrifft Mutter und Vater

Die Beratungssituation orientiert sich an der Befindlichkeit der schwangeren Frau und ihres Partners. Die diagnostischen Untersuchungen in der Schwangerschaft betreffen beide Elternteile, die werdende Mutter wie auch den werdenden Vater. Jeder wird sich dem Thema aus seiner Perspektive nähern, und so sind die Einstellungen zu den möglichen Untersuchungen und möglichen

Handlungskonsequenzen bei beiden Partnern oftmals unterschiedlich bis gegensätzlich. Mögliche Konsequenzen werden beide zu tragen haben und deshalb ist es für beide Partner eine bedeutsame Lebensentscheidung, wie jetzt vorgegangen werden soll.

Um zu einer wohlbedachten Entscheidung für oder gegen mögliche Untersuchungen zu gelangen, ist es sinnvoll, beide Sichtweisen zu berücksichtigen und gegeneinander abzuwägen. Die Sorgen und Ängste sowohl von Ihnen als auch von Ihrem Partner sind entscheidend. Die Meinung des Kindsvaters ist im Entscheidungsprozess für und wider pränataldiagnostische Untersuchungen für eine werdende Mutter meist sehr wichtig. Unterscheiden sich die Meinungen, kann dies zu einem Entscheidungskonflikt bei der Frau führen, denn sie möchte es in dieser Situation oft auch dem Partner recht machen. So fürchten sich manche vor zukünftigen Schuldzuweisungen des jeweils anderen Elternteils bei einem problematischen Ausgang der Schwangerschaft. Über die Hälfte der schwangeren Frauen fürchtet, dass ihre Ehe durch die Geburt eines behinderten Kindes leidet. Sie machen deshalb ihre Entscheidung für invasive Untersuchungen nicht selten abhängig von der Einstellung des Partners. Sind sich Frauen jedoch sicher, dass der werdende Vater das Kind unabhängig von den genetischen Voraussetzungen annehmen möchte, sind viele Frauen entlastet. Es macht ihnen die Entscheidung für oder gegen mögliche Untersuchungen leichter.

Um eine gemeinsame Einstellung und Entscheidung wird in fast allen Fällen gerungen, denn gleich, für welchen Weg man sich entscheidet, ist die folgende Konsequenz in diesem Moment der Entscheidung noch offen und nicht absehbar. Eine erfahrene Beraterin kann das Paar unterstützen, eine individuell stimmige und in jeder Hinsicht respektvolle Lösung zu finden, die von beiden Partnern gleichermaßen getragen werden kann.

Sicher überwiegt bei Ihnen als werdender Vater die Sorge um Ihre Partnerin und um Ihr Kind. Nach unseren Erfahrungen suchen Männer nach Möglichkeiten, wie sie im wahrsten Sinne des Wortes ihrer Partnerin den Rücken stärken können. Die nachstehende Massageübung tut schwangeren Frauen in einer solchen Situation erfahrungsgemäß sehr gut, und Sie können Sie ganz leicht selbst zusammen mit Ihrer Partnerin ausprobieren.

- Sie benötigen lediglich einen Stuhl, eine Wolldecke und ein bisschen Zeit. Sie entscheiden selbst, ob fünf Minuten oder eine viertel Stunde dafür angemessen sind.
- Ihre Partnerin setzt sich auf den Stuhl, die Lehne ist vorne und bietet ihr die Möglichkeit, den Kopf mit verschränkten Armen abzustützen. Achten Sie darauf, dass die Stuhlhöhe es ermöglicht, mit beiden Füßen fest am Boden zu stehen, und packen Sie die Füße warm in die Decke ein, das fördert die entspannende Wirkung der Übung.
- Nun setzen Sie sich hinter Ihre Partnerin. Schütteln Sie Ihre Hände und Arme etwas aus.
- Legen Sie eine Hand zwischen ihre Schulterblätter und eine Hand tief unten am Rücken an das Kreuzbein. Dort lassen Sie Ihre Hände ruhen und geben damit Stütze.
- Sie spüren jetzt, wie sich mit dem Ein- und Ausatmen der Rücken Ihrer Partnerin leicht bewegt. Sie sind mit Ihrer vollen Aufmerksamkeit und Zeit dabei und nehmen so an der sich wiederholenden und lockernden Atembewegung Anteil. Gönnen Sie sich für diese Übung Zeit und tauchen Sie ein in die beruhigende Wirkung des Atems.
- Zum Abschluss streichen Sie mehrmals mit beiden Händen fest und klar den Rücken von oben nach unten aus. Gönnen Sie sich anschließend eine kleine Ruhepause, damit die Entspannung gut nachwirken kann.

Schwierige Mitteilungen

Hat sich eine schwangere Frau für pränataldiagnostische Untersuchungen entschieden, ist die Zeit des Wartens auf die Diagnose schwer. Viele Frauen und ihre Partner erleben lange Tage und Wochen des Wartens, Hoffens und Bangens. Sollte es bereits vor den invasiven Untersuchungen Unklarheiten gegeben haben, scheint die Zeit der Ungewissheit noch viel länger. Für viele ist das eine sehr schwere Phase. Leider nutzen selbst in dieser besonderen Situation nur wenige Frauen und Paare die Chance, sich unterstützen zu lassen. In der Zeit des Wartens auf eine Diagnose werden beide Optionen des Untersuchungsergebnisses, ob das Kind nun gesund sein oder ob es eine Fehlbildung haben könnte, in Gedanken tausendfach durchgespielt. Ist endlich die Zeit des Wartens vorbei und wird bei den Untersuchungen nichts weiter gefunden, kann sich die werdende Mutter entspannt zurücklehnen und auf die Geburt vorbereiten.

Wird allerdings im Rahmen der Untersuchungsmaßnahmen doch etwas entdeckt, was nicht in Ordnung ist, sollte die Information darüber in einer angemessenen Atmosphäre stattfinden. Leider ist das nicht selbstverständlich. Häufig kommen Frauen schwer geschockt in die Beratung, weil ihnen die Untersuchungsergebnisse auf sehr unsensible Weise mitgeteilt wurden. So werden erschütternde Mitteilungen manchmal unter Zeitdruck, ungeduldig und unsensibel oder sogar am Telefon überbracht. Diese Art der Diagnosemitteilung ist jedoch nicht die Regel, sondern die Ausnahme und wird auch von Medizinern selbst sehr kritisch gesehen. Denn auch sie messen dem sensiblen Umgang mit der Diagnose zunehmend Bedeutung bei und arbeiten daran, die Kommunikation zwischen Ärzten und Betroffenen zu verbessern. Wie eine solche schlechte Nachricht am besten zu vermitteln ist, lässt sich generell trotzdem nur schwer beantworten.

Eine gute Kombination ist bestimmt eine Mischung aus Sachlichkeit und Empathie. Um beispielsweise zu vermeiden, die Ergebnisse der Untersuchungen am Telefon mitgeteilt zu bekommen, können Eltern bereits während der Untersuchungen bestimmen, in welcher Form sie benachrichtigt werden wollen, unabhängig davon, ob das Ergebnis positiv oder negativ ausfällt. Wer ganz sichergehen möchte, dass die Absprache eingehalten wird, sollte dies schriftlich festhalten.

Ganz entscheidend ist nicht zuletzt, dass schwangere Frauen bei der Mitteilung des Ergebnisses nicht allein sind. Egal ob der Partner, die Schwester, die Mutter oder eine Freundin dabei ist, wichtig ist das Gefühl, unterstützt zu werden. Denn zu zweit fühlt man sich einfach stärker.

Das Auf und Ab der Gefühle

Die Wochen und Monate einer Schwangerschaft sind von intensiven und teilweise widersprüchlichen Gefühlen geprägt. Das kann Sie eine Zeit lang überfordern, es führt aber auch dazu, dass sich Ihr Erlebnishorizont erweitert. Sie erleben alle Gefühle besonders extrem, ob das Freude, Euphorie und Ruhe oder auch Angst, Ungewissheit und Unruhe sind. Im Grunde hoffen schwangere Frauen überwiegend auf Glück und fürchten sich gleichzeitig vor möglichen Schicksalsschlägen. Viele Frauen sind aber gleichzeitig auch geplagt von Schwangerschaftsängsten und leiden unter einer ganz unbestimmten Zukunftsangst. Sie haben Angst um die Gesundheit des Kindes und stehen vor großen Zweifeln und der Sorge, den unbekannten Herausforderungen nicht gewachsen zu sein. Erfahrungen aus unserer Begleitung schwangerer Frauen zeigen, dass die meisten während der Schwangerschaft neben angenehmen Gefühlen auch Ängste verspüren, eine schwangerschaftsbedingte Ungewissheit, denn nicht alles, was kommen wird, ist jetzt schon plan- und vorstellbar. Jede Frau erlebt dies in unterschiedlicher Ausprägung.

Viele Frauen wünschen sich besonders in der frühen Phase der Schwangerschaft Klarheit und die Ermutigung zu einer positiven Einstellung zu ihrer Schwangerschaft und ihrer künftigen Rolle als Mutter. Sie wollen ihre Schwangerschaft in »guter Hoffnung« erleben und sind erstaunt über die eigene Unsicherheit. Werdende Eltern wollen verständlicherweise nichts versäumen, was den positiven Fortgang der Schwangerschaft fördert und unterstützt, denn sie wünschen sich natürlich nur das Beste für ihr Kind. Jede erdenkliche Hilfestellung ist in dieser Situation willkommen.

Die Untersuchungen der Pränataldiagnostik nun werden oft als die einzige Präventivmaßnahme gegen die Ängste missverstanden und als eine Art Gesundheitsvorsorge für das Kind angesehen. Die Übergänge von der gesetzlichen Schwangerenvorsorge zu den privaten Zusatzleistungen sind fließend und deshalb für Laien häufig schwer als Methoden der Pränataldiagnostik erkennbar. Beispielsweise geschieht bei einer einzigen Untersuchung, wie etwa der allgemeinen Blutabnahme, sowohl die gesetzliche Vorsorge als auch eine ergänzende Leistung. Diese Vermischung von Untersuchungen der Schwangerschaftsvorsorge mit diagnostischen Untersuchungen sind in der jeweiligen Situation mitunter schwer zu durchblicken und könnten in bestimmten Konstellationen zu einer Zumutung für betroffene Frauen werden, weil in der praktischen Situation im Behandlungszimmer eine informierte Einzelentscheidung für nur eine der angebotenen Untersuchungen dadurch erschwert wird. Werdende Eltern gehen zunächst davon aus, dass alle Untersuchungen der Gesundheit des Kindes dienen und dafür sind sie gern zu den unterschiedlichen Untersuchungen bereit. Die Anwendung und die Nutzung von Pränataldiagnostik ist seit Jahren selbstverständlich und die Gewöhnung daran ist gesellschaftlich gesehen groß.

Gute Erfahrungen mit der Pränataldiagnostik

Höchstwahrscheinlich sind jedem im persönlichen Umfeld Frauen bekannt, die diagnostische Untersuchungen haben machen lassen und gut damit gefahren sind. Die Untersuchungen verliefen ohne Komplikationen und hatten keine nachteiligen Nebenwirkungen. Bei einem eindeutigen Ergebnis und keinen weiteren Komplikationen sind viele Frauen durch diese Untersuchungen beruhigt und machen sich keine weiteren Sorgen. Deshalb sind bei einem optimalen Untersuchungsverlauf nur selten mögliche Probleme als Folge der Untersuchungen vorstellbar. Verlaufen die Untersuchungen wie erwartet und bringen keine auffälligen Ergebnisse, beruhigen sich die meisten Frauen und fühlen sich in ihrer Intuition bestätigt, dass mit ihrem Kind alles in Ordnung sei. Mit der so gewonnenen Ruhe und Sicherheit ist es ihnen vielleicht erst möglich, sich in der nächsten Zeit ganz auf die Schwangerschaft einzulassen. Es fällt ihnen leichter, die nächsten Wochen und Monate zu genießen und die Geburt ihres Kindes vorzubereiten. Die kommende Zeit erscheint überschaubarer und dadurch einfacher zu planen. Organisatorische Herausforderungen der zukünftigen beruflichen und familiären Situation können entsprechend vorbereitet werden und tragen so auch zu dem Gefühl bei, gut vorgesorgt zu haben. Die Vorbereitung bester Bedingungen für das Kind ist ein Urbedürfnis und zeigt sich oftmals verstärkt im Bedürfnis der werdenden Mutter, dem Kind ein »Nest« zu bauen. Das Gefühl »alles gemacht zu haben«, erleben viele Frauen als wohltuend und beruhigend. Und so kann ein gutes Untersuchungsergebnis als ein Startpunkt in die neue Phase der Schwangerschaft voller Zuversicht verstanden werden.

Bei positiven Erfahrungen mit den pränatalen diagnostischen Untersuchungen äußern sich die meisten Frauen rückblickend sehr zufrieden und würden in einer weiteren Schwangerschaft diese Untersuchungen erneut in Anspruch nehmen. Ebenso zufrieden werden sich wohl jene Eltern über die Pränataldiagnostik äußern, die dadurch medizinisch gut betreut wurden, weil bei ihrem ungeborenen Kind fetale Erkrankungen oder Fehlbildungen erkannt wurden. Die zeitige Diagnose in der Schwangerschaft kann in einigen Fällen eine optimale therapeutische Behandlung ermöglichen und sie bildet manchmal auch die einzige Überlebenschance für das Kind. Es ist in solchen Fällen möglich, die Betreuung der Schwangerschaft adäquat zur Diagnose zu gestalten und dadurch bei einer grundsätzlichen Behandlungsmöglichkeit eine optimale postnatale Versorgung des Kindes sicherzustellen. Die Ergebnisse der Ultraschalluntersuchungen tragen damit zur deutlichen Senkung des mütterlichen Risikos bei.

Bei schweren Chromosomomenstörungen ergeben die Untersuchungsergebnisse keine Behandlungsmöglichkeit. Wenn ein Kind beispielsweise mit Down-Syndrom geboren wird und zusätzlich an einem schweren Herzfehler leidet, kann man den Herzfehler zwar dank operativer Hilfe im ersten Lebensjahr behandeln und das Kind hat dann eine gute Lebensqualität. Allerdings ist die genetische Chromosomenstruktur des Kindes grundsätzlich weder veränder- oder behandelbar. Sie bildet seine genetische Grundstruktur. Dennoch kann das frühzeitige Wissen um die bevorstehende besondere Situation den Eltern helfen, sich damit vertraut zu machen und sich entsprechend vorzubereiten. Geraten Eltern in solch eindeutige Situationen, schätzen sie die verantwortungsvolle Betreuung mit Methoden der Pränataldiagnostik. Es gibt viele Frauen, die sich mit der Pränataldiagnostik sicherer fühlen, es gibt allerdings auch ebenso viele Frauen, die gerade durch die besondere Überwachung verunsichert und beunruhigt werden.

Schwangerschaft auf Probe

Einige schwangere Frauen geraten aber auch bei routinemäßigen Screening-Untersuchungen unversehens in eine verunsichernde Situation und daraufhin in Sorge. Dabei instrumentalisiert und kanalisiert das Screening durch die Fokussierung auf das Risiko existenzielle Ängste zu einem frühen und sehr empfindlichen Zeitpunkt in der Schwangerschaft und löst damit Angst aus. Angst ist in jeder Lebenssituation ein schlechter Ratgeber, besonders aber in einer Schwangerschaft, denn Angst verengt den Blick auf Möglichkeiten und Chancen und lässt den persönlichen Handlungsspielraum sehr eng erscheinen. Frauen und ihre Partner können in einen großen Konflikt geraten, wenn an die Stelle der erhofften Sicherheit Unsicherheit tritt, und statt der erhofften Klarheit Angst und Hilflosigkeit vorherrschen. Natürliche und normale Ambivalenzen in der Schwangerschaft und die verständliche Sorge von Frauen, ob alles gut gehen wird, werden dadurch verstärkt. Der beurteilende Blick von außen irritiert und konfrontiert schwangere Frauen und ihre Partner zu einem sehr frühen Zeitpunkt der Schwangerschaft mit einem rein technischen Blick.

Mit der steigenden Anzahl der untersuchten Frauen steigt auch die Zahl der erkannten Fehlbildungen. In der Praxis ist leider auch festzustellen, dass mit der flächendeckenden Suche bei allen schwangeren Frauen nach möglichen Fehlbildungen des ungeborenen Kindes viele schon bei den geringsten Normabweichungen beunruhigt werden und in große und unabsehbare Konflikte geraten können – wobei dann, zum Glück, oftmals völlig gesunde Kinder geboren werden. Für viele Frauen beziehungsweise Paare reduziert sich allein durch das Vorhandensein der Diagnostik die Zeitspanne, in der sie sich unbelastet auf die neue Lebenssituation einlassen können. Sie erschwert es den Frauen, sich auf die Schwangerschaft einzustellen, da oftmals bis zur 20. Schwangerschaftswoche, also der Hälfte der Schwangerschaft, eine Wahloption für oder gegen das Kind offenbleibt und vom Untersuchungsergebnis abhängig sein wird. Einige schwangere Frauen und ihre Partner warten zunächst die Ergebnisse einer Fruchtwasseruntersuchung ab. Erst dann möchten sie die Schwangerschaft am Arbeitsplatz und im Freundeskreis bekannt geben. Schwangerschaftsbedingte Termine für Untersuchungen und Beratungen müssen deshalb in der Freizeit gemacht werden. Leben in der Familie bereits größere Kinder, sollen sie erst nach der möglichen Wahloption vom Geschwisterchen erfahren. Mögliche Enttäuschungen sollen erspart werden, falls sich die Eltern bei einem abweichenden Chromosomenbefund für einen Abbruch entscheiden sollten. Einige Frauen leben bis zum Zeitpunkt der Bestätigung eines unauffälligen Chromosomensatzes ihres ungeborenen Kindes in einer Art »Schwangerschaft auf Probe«. Der Zeitraum der gefühlten Schwangerschaft verkürzt sich um die Hälfte. Das nachstehende Beispiel verdeutlicht diese Situation noch einmal:

Frau R. ging zur Schwangerenvorsorgeuntersuchung zu ihrem Frauenarzt. Es war eine Routineuntersuchung, wie sie im Mutterpass vorgesehen ist. Die Frau erwartete eine Bestätigung ihres inneren Gefühls, dass alles in Ordnung sei. Im Ergebnis der Untersuchung wurde sie an ein pränataldiagnostisches Zentrum überwiesen. Sie hatte keine besonderen Ahnungen oder Befürchtungen und war daher sehr überrascht, als der behandelnde Arzt eine stark verdickte Nackenfalte konstatierte. Frau R. nahm diese Information auf, war sichtlich erschrocken und rang um Fassung. Sie zog sich nach der Untersuchung an und ihr Arzt empfahl ihr eine Fruchtwasseruntersuchung. Er sprach von einer möglichen Chromosomenabweichung mit einer Trisomie und der Möglichkeit eines Abbruchs der Schwangerschaft. Das Gespräch nahm Gedanken, Gefühle und mögliche Handlungsschritte vorweg und Frau R. erschien alles, was der Arzt sagte, fremd, als wäre es ganz weit weg und hätte nichts mit ihr zu tun. Sie dachte an ihr heiß ersehntes Wunschkind. Sie beschrieb später, sie wäre eigentlich unbewusst in die diagnostischen Untersuchungen hineingerutscht, denn aus ethischen Gründen wären sowohl sie als auch ihr Partner sich sicher gewesen, keine Diagnostik machen lassen zu wollen. Sie waren entschlossen, ihr Kind bedingungslos anzunehmen. Obwohl das Paar weiterhin an dieser Grundeinstellung festhielt und für sie keinesfalls ein Abbruch infrage kam, entschieden sie sich nach langem Ringen doch zur Chromosomenanalyse. Frau R. sah darin die einzige Möglichkeit, ihre ursprüngliche innere Ruhe und Ausgeglichenheit wieder zurückzubekommen.

Ängste nach zurückliegenden traumatischen Erfahrungen

Der routinemäßige Einsatz pränataldiagnostischer Untersuchungen im ersten Drittel der Schwangerschaft verstellt in der ärztlichen Praxis oft den Blick für individuelle Probleme der schwangeren Frau. Dabei wird oftmals aus ärztlicher Sicht vernachlässigt, dass Ängste sich aus verschiedenen persönlichen, sozialen und gesellschaftlichen Faktoren ergeben und nicht immer medizinische Ursachen haben. Werden bei den Schwangerschaftsvorsorgeuntersuchungen medizinische Antworten auf psychisch relevante Fragen gegeben, kann keine produktive Verständigung stattfinden, denn die schwangere Frau und der behandelnde Arzt unterhalten sich in diesem Fall auf verschiedenen Ebenen. Die Frau erhält auf ihre allgemeinen und psychisch motivierten Fragen und Sorgen eine medizinische Antwort oder bekommt sogar diagnostische Untersuchungen angeboten. Ärzte haben mitunter einen »Tunnelblick«, sie sind unbeabsichtigter Weise nicht so einfühlsam, wie man es sich wünscht. Leider kann diese Reaktion die Verunsicherung der werdenden Mutter verstärken und sie zusätzlich beunruhigen. Mitunter wird damit erst eine wirklich große Verwirrung ausgelöst und die Schwangerschaft sehr belastet. So kann folglich eine medizinische Antwort auf psychosoziale Fragen nicht das geeignete Mittel sein, um eine schwangere Frau so zu unterstützen, dass sie selbst wieder in ihr gewohntes, ursprüngliches Gleichgewicht zurückfinden kann.

Vielfach erleben Frauen während der Schwangerschaft, dass sie in ihren Empfindungen nicht den nötigen Respekt bekommen, und sie fühlen sich deshalb mitunter als Person und auch mündige Patientin nicht immer ernst genommen, wenn sie mit all ihrer Lebenserfahrung und Kompetenz reduziert werden auf die gefühlsgeladene Schwangere. Besonders bei zurückliegenden belastenden Erfahrungen sind Frauen leicht zusätzlich zu verunsichern. Wenn sie etwa eine vorangegangene Fehlgeburt hinter sich haben, werden manche Frauen sehr vorsichtig und sehr achtsam sein. Je nach biografischem Lebensverlauf sehen sich schwangere Frauen bei der Frage nach diagnostischen Untersuchungen in einer Art Zwickmühle. Wie sie die weiteren Untersuchungen auch planen und vorgehen werden, die Wirkung der Untersuchung ist vorab nicht einzuschätzen. Das Untersuchungsergebnis könnte sowohl unterstützend und bestärkend als auch fatal und unzumutbar sein. Brisant ist es, wenn zum Beispiel eine Frau eine oder sogar mehrere Fehlgeburten erlebt hat und die Ursache bisher ungeklärt blieb. Eine solche Erfahrung wird natürlich als extrem schmerzhaft erlebt und soll sich keinesfalls wiederholen. Mithilfe der diagnostischen Untersuchungen kann jetzt einerseits die Hoffnung entstehen, die neue Schwangerschaft zu begleiten, um damit wieder persönliche Sicherheit und Zutrauen in den eigenen Körper zu bekommen. Andererseits ist es möglich, dass die Untersuchungen selbst zu einer Reaktivierung des Traumas führen. Eine werdende Mutter möchte ihre Schwangerschaft keinesfalls gefährden und auf jeden Fall die Wiederholung einer Fehlgeburt vermeiden. Vielen Frauen sind die bisherigen Ursachen für die erlittene Fehlgeburt unbekannt und sie suchen nach Erklärungen, um sich in der jetzigen Schwangerschaft vor einer Wiederholung zu schützen. Das Vertrauen in ihren Körper ist womöglich wegen dieses Erlebnisses tief erschüttert und sie können das Gefühl bekommen, dass Natur oder Schicksal ihnen nicht gut gesonnen sind. Übergroße Vorsicht und Ängstlichkeit durchzieht ihren Alltag. Gleichzeitig verbinden Frauen mit der neuen Schwangerschaft auch die Hoffnung auf eine bessere Erfahrung und wünschen sich mit einem gesunden Kind eine neue und positive Entwicklung, die die traurigen und schweren Erfahrungen gleichsam auslöscht. Nach einer solchen oder ähnlichen Vorgeschichte ist der Wunsch nach intensiver Betreuung verständlicherweise groß. Das gesunde Wachstum des Ungeborenen scheint manchen Frauen ohne spezielle Maßnahmen unvorstellbar. In die diagnostischen Möglichkeiten der pränatalen Diagnostik wird dabei die große Hoffnung projiziert, deshalb wird sie in solchen Situationen der Betroffenheit von vielen gern in Anspruch genommen.

Nicht zu unterschätzen: die Wortwahl der Ärzte

Im Umgang mit der pränatalen Diagnostik sind im allgemeinen Sprachgebrauch Begriffe üblich, die in der Betroffenheit als irreführend und sogar kränkend empfunden werden können. Viele Frauen sind schockiert, wenn medizinisch komplizierte und manchmal auch äußerst seltene und folgenreiche Komplikationen im Detail vor ihnen ausgebreitet werden und diese Informationen als Entscheidungsgrundlage für Leben oder Sterben des Kindes dienen sollen. Es wird in der Fachsprache missverständlich vom »positiven Befund« gesprochen, während den werdenden Eltern unsichere oder erschreckende Nachrichten überbracht werden. Die Eltern verspüren dabei die große Angst vor der Behinderung oder sogar vor dem Verlust ihres Kindes.

Geworben wird mit der »Erhöhung der Entdeckungsraten«, mitunter sogar mit dem Begriff »Erfolgsraten«. Die Rede ist für die Eltern aber immer von einem ganz konkreten Kind mit bestimmten Merkmalen. Schon das Aussprechen der möglichen befürchteten Untersuchungsergebnisse – schwere Krankheiten und Behinderungen – kann werdende Eltern schwer schockieren und sehr belasten. Mit der Wortwahl und krassen Darstellungen möglicher Normabweichungen, besonders bei bildlichen Darstellungen, kann dies werdende Eltern von ihrem wachsenden Kind entfremden. Ergebnisse aus der Bindungsforschung geben zu Bedenken, dass unter besonderen Umständen Frauen durch die Begleitumstände der pränataldiagnostischen Untersuchungen schwer geschockt werden können. Das kann im Einzelfall zu einem distanzierenden Umgang mit dem zuvor so sehr gewünschten Kind während der Schwangerschaft und danach führen.

Diese Entfremdung erlebten Frau und Herr U. in ihrer zweiten Schwangerschaft. Das erste Kind war nach langem unerfülltem Kinderwunsch mit Unterstützung einer Fruchtbarkeitsbehandlung entstanden. Die zweite Schwangerschaft kam dann unerwartet. Frau U. war nun in der 20. Schwangerschaftswoche. Beide Eltern freuten sich sehr. Bei der Diagnostik wurde dann ein sogenannter white Spot, ein weißer Punkt am kindlichen Herzen, festgestellt. Zusätzliche Abweichungen gab es nicht und die Wahrscheinlichkeit, dass das Kind trotzdem gesund sein würde, war nach Aussagen der Ärzte hoch. Herr und Frau U. waren dennoch fassungslos und geschockt. Nach langem Überlegen entschieden sie sich, die Schwangerschaft fortzuführen und das Beste zu hoffen. Doch in den nächsten Wochen war Frau U.

unfähig, ihre Schwangerschaft zu genießen. Die Gefühle zu ihrem Kind fühlten sich an wie auf Eis gelegt. Ihr schlechtes Gewissen deswegen machte ihr sehr zu schaffen und sie suchte nach Wegen, um die Verbindung zu ihrem Kind wiederherzustellen. Eine Hebamme unterstützte sie dabei. Bei den Vorsorgeuntersuchungen nahm die Geburtshelferin sich viel Zeit, das Kind im Bauch zu ertasten, und auch Herr U. lernte, mit welchen Berührungen er die kindlichen Bewegungen spüren und so an ihnen teilhaben konnte. Außerdem suchte das Paar eine psychosoziale Beratungsstelle zu Pränataldiagnostik auf, um sich in Gesprächen vom erlittenen Schock zu entlasten, die Aufmerksamkeit wieder nach innen auf das wachsende Baby zu richten und sich auf die Geburt vorzubereiten.

Physische und psychische Auswirkungen der Untersuchungsangebote

So unterschiedlich die Ergebnisse der Untersuchungen ausfallen können, so unterschiedlich können auch die psychischen Auswirkungen sein, die das bloße Vorhandensein der Angebote hervorruft. Die meisten Frauen nehmen die nichtinvasiven diagnostischen Untersuchungen in der Schwangerschaft in Anspruch und sind damit zufrieden. Sie erhalten mit dem Untersuchungsergebnis das, was sie wollten, und sind im Anschluss beruhigt und in ihrer Hoffnung bestätigt, »dass alles in Ordnung ist«. Diese Frauen haben mit den Untersuchungen kein Problem und genießen deren Vorteile für die weitere Schwangerschaft.

Ein Konflikt kann dann entstehen, wenn eine schwangere Frau aus unterschiedlichen Gründen Bedenken gegen das Frühscreening hat und sich noch unklar ist, ob sie daran teilnehmen möchte. Eine Nicht-Entscheidung, etwa indem man sich treiben lässt und so in den Routineablauf gelangt, ist unter Umständen problematisch. Dementsprechend wird diese Herangehensweise von vielen Frauen rückblickend als negativ beurteilt. Einige Frauen berichten, dann letztlich »in diese Untersuchungen hineingerutscht und nicht auf mögliche Untersuchungsergebnisse vorbereitet gewesen zu sein«. Wenn sich Kopf und Bauch nicht einig sind, geraten schwangere Frauen oftmals in ein Dilemma, sie suchen nach Klärung und ringen dabei um einen eigenen Standpunkt. Dabei können ethische und moralische Gründe und Bedenken gleichberechtigt neben Sorgen um die persönliche Lebensplanung stehen. Der Wunsch nach Sicherheit und das Bedürfnis, dem persönlichen Lebensentwurf zu folgen, sind dabei nur allzu verständlich. Die Angst vor der Behindertenfeindlichkeit unserer Gesellschaft wirkt in die Überlegung zu pränataldiagnostischen Untersuchungen stark hinein. So ist es vorstellbar, dass gerade Menschen, die sich beruflich stark im Behindertenbereich engagieren, viele unterschiedliche Ausprägungen dieser Feindlichkeit, aber auch viele unterschiedliche Möglichkeiten kennen, mit der schwierigen Herausforderung umzugehen. Doch nicht selten ist es so, dass sie in der Schwangerschaft plötzlich und für sie unerwartet eine verstärkte Angst vor einem eigenen behinderten Kind wahrnehmen. Diese Spannung, das Engagement für behinderte Menschen einerseits und die Behindertenangst in der persönlichen Betroffenheit andererseits, auszuhalten, scheint für viele Frauen und Paare fast unerträglich.

Die Angst vor einem kranken oder behinderten Kind ist immer auch eine Angst vor persönlicher Überforderung. Werdende Eltern sehen in der Situation der Schwangerschaft ihre momentanen, persönlichen Grenzen. Sie fürchten, einer besonderen Herausforderung mit einem besonderen Kind emotional, körperlich und sozial nicht gewachsen zu sein. Fehlende soziale Bindungen und Netze werden als Mangel an Ressourcen erlebt. Auch der Mangel an praktischer Unterstützung wird deutlich wahrgenommen. So könnte es etwa sein, dass ein junges Paar aus beruflichen Gründen in eine neue Stadt gezogen ist und sich am Wohnort noch fremd fühlt. Die Familie mit potenziellen Großeltern und die Geschwister sowie enge Freunde wohnen vielleicht weit entfernt oder sind selbst so stark beruflich engagiert, dass bei zukünftigen Alltagsbelastungen nicht oder nur wenig auf sie zurückgegriffen werden kann. An dieser Stelle wäre die Gesellschaft in ihrer Verantwortung gefragt, insbesondere für ihre schwächsten Mitglieder, nämlich die ganz Kleinen mit Behinderung. Obwohl es einige gute Ansätze der Frühförderung gibt, reichen diese bei Weitem nicht aus, um die Kinder optimal zu fördern und zu integrieren. Die Verantwortung lastet noch in beklagenswerter Weise allein auf den Schultern der betroffenen Eltern. Obwohl man die Gesellschaft nicht aus ihrer Verantwortung entlassen sollte, müssen Sie sich darüber im Klaren sein, dass vor allem Ihre Eigeninitiative gefragt ist, wenn Sie Ihrem Kind gute Rahmenbedingungen für eine optimale Entwicklung ermöglichen möchten. Es ist sinnvoll, so früh wie möglich Kontakt zu jeweiligen Selbsthilfegruppen aufzunehmen. Zum einen können Sie auf diese Weise aus bewährten Erfahrungen Nutzen ziehen, zum anderen ist es möglich, gemeinsam mit anderen Eltern Initiativen zu gründen und Gesellschaft und Politik mit in die Verantwortung zu nehmen. Beispielsweise haben Eltern aus dem *Down-E.V.* in örtlichen Initiativen erkämpft, dass ihre Kinder Regelkindergärten und Regelschulen besuchen können.

Sie sollten immer unbedingt auch an sich selbst denken, denn auch Sie werden zukünftig Freiräume für ihre persönlichen Interessen und für die Beziehung zu ihrem Partner brauchen. Halten Sie Ausschau nach zuverlässigen Babysittern und seien Sie dabei offensiv. Eine integrative Kinderbetreuung bereits in den ersten drei Lebensjahren benötigen Eltern dringend, um weiterhin beruflich tätig sein zu können.

Unter solchen Bedingungen wundert es niemanden, wenn werdende Eltern zunächst die Überbelastung fürchten – bis sie feststellen, dass sich mit zunehmender Überholung traditioneller Strukturen die Entwicklung neuer und zeitgemäßer Unterstützungssysteme hervorragend entwickelt hat. Mütter, die auf gleicher Augenhöhe und gegenseitigem Interesse ihre Erfahrungen austauschen, profitieren davon auch in praktischen Bereichen. So ist die Solidarität und gegenseitige praktische Hilfe wie zum Beispiel abwechselndes Betreuen der Kinder unter Eltern sehr gewachsen und von gegenseitigem Interesse. Bereits während der Schwangerschaft, also schon in den Geburtsvorbereitungskursen, können tragbare soziale Netze und Freundschaften entstehen. Davon profitiert die ganze Familie und die Kinder selbst wachsen so in neu gebildeten sozialen Strukturen auf. Soll mit dieser Schwangerschaft ein weiteres Kind in eine bereits bestehende Familie kommen, sorgen sich Mütter und Väter grundsätzlich um die Zukunft der Familie. Sie tragen die Verantwortung und tragen daran mitunter sehr schwer, denn sie fürchten, mit einem behinderten oder kranken Kind die gesamte Familie zu belasten. Mit einem Baby, das die Eltern in besonderer Weise beanspruchen würde, fürchten sie, den anderen Geschwistern nicht gerecht werden zu können, und sie fürchten um deren weitere Entwicklung. Die Angst vor Behindertenfeindlichkeit wirkt grundsätzlich in die Überlegungen vor den Untersuchungen mit hinein.

Ein weiterer Aspekt für schwangere Frauen bei der Überlegung zur Pränataldiagnostik ist die Sorge, mit einem behinderten Kind die persönliche Souveränität zu verlieren, und die Angst, im zukünftigen Leben selbst von anderen Menschen abhängig zu sein. Die Befürchtung, mit einem Kind mit besonderen Bedürfnissen, einem sogenannten *special needs child*, auch zu einer Frau und einer Familie mit besonderen Bedürfnissen zu werden, ist weit verbreitet und stützt sich auf reelle Lebenssituationen und alltägliche Erfahrungen. Man hat Angst, mit einem besonderen Kind aufzufallen und nicht der Norm zu entsprechen. Die Furcht davor, eine stigmatisierte Familie zu sein, ist ebenfalls sehr groß.

Finanzielle Überlegungen spielen bei den Überlegungen zu den Untersuchungen ebenfalls eine wichtige Rolle, bilden sie doch die existenzielle Grundlage einer jeden Familie. Bei der Planung der Zukunftsperspektive war bisher vielleicht die Berufstätigkeit beider Partner vorgesehen, um das Familieneinkommen und den gewohnten Lebensstandard zu sichern. Es könnte ebenfalls so sein, dass die Frau fürchtet, sich mit der Geburt eines kranken Kindes in den ersten Lebensjahren beruflich nicht im gewohnten Maße engagieren zu können. Sollte sie bisher den größeren Teil zum Familieneinkommen beigetragen haben oder eine sozial gering abgesicherte Tätigkeit ausüben, wie es bei Freiberuflern der Fall ist, geraten einige Frauen unter Druck und fürchten um ihre Lebens- und Arbeitsperspektive. Die Angst vor einem behinderten Kind ist oftmals auch Anlass, sich mit dem verinnerlichten Bild vom eigenen Wunschkind auseinanderzusetzen. Es ist ein Bild der Fantasie über das Aussehen, das Geschlecht und andere persönliche Merkmale des Kindes. Werdende Eltern erträumen sich Alltagssituationen und erleben diese besonders stark und intensiv. So könnte es etwa sein, dass ein werdender Vater leidenschaftlicher Tennisspieler ist und sich schon riesig darauf freut, mit seiner Tochter Tennis zu spielen. Eine mögliche Krankheit oder Behinderung durchkreuzt diese Pläne natürlich. Um sich vor Enttäuschungen zu schützen oder sich darauf vorzubereiten, will man nun vor der Geburt mit Pränataldiagnostik Klarheit erlangen.

Fehlbildungen können durch eine Ultraschalluntersuchung schon in den ersten drei Monaten, also in einem sehr frühen Stadium der Schwangerschaft mit relativ hoher Wahrscheinlichkeit erkannt werden. Vorsichtig wird auch von einer »anlagebedingten Störung« gesprochen. Der Nutzen der Untersuchungen liegt vor allem darin, dass Frauen beziehungsweise Paare eine Entscheidungsgrundlage für den weiteren Schwangerschaftsverlauf haben, aber zunächst entsteht das Bedürfnis nach weiteren Informationen.

Im zweiten Drittel der Schwangerschaft, wenn oftmals nach einer ambivalenten Anfangsphase schon etwas mehr Ruhe eingekehrt ist, vielleicht schon die Bewegungen des Kindes geahnt oder gespürt werden, ist das Augenmerk der Ultraschalluntersuchung auf die inneren Organe und auf die weiteren Entwicklungschancen des Kindes gerichtet. Genauere Aussagen über eventuelle Fehler des Herzens, der Nieren, Harnwege, des zentralen Nervensystems und des Magen-Darm-Trakts können erkannt werden. Damit werden im Krankheitsfall vielleicht auch erste genauere Vermutungen geäußert, ob das Kind Überlebenschancen hat. Bei Herzfehlern wird zu diesem frühen Zeitpunkt in der Mitte der Schwangerschaft bereits der Herzspezialist hinzugezogen, um mit über die spätere Behandlung oder Operation zu beraten. Eltern sind entlastet, wenn sie hören, dass heute auch schwerwiegende Herzfehler so gut operiert werden können, dass ihr Kind unbeeinträchtigt heranwachsen kann.

Dennoch werden mit den vorhandenen Untersuchungsmöglichkeiten häufig Illusionen und falsche Vorstellungen geweckt, und mögliche Risiken und Nebenwirkungen der Untersuchungen zunächst vernachlässigt. Zuweilen entsteht dadurch der irrationale Eindruck, es gäbe so etwas wie ein Recht und eine Pflicht auf ein gesundes Kind. Deshalb geraten Frauen zunehmend in eine Art Rechtfertigungsdruck, wenn sie die vorgeburtlichen diagnostischen Untersuchungen generell oder eine der angebotenen Untersuchungen speziell nicht machen möchten. Zunehmend fürchten schwangere Frauen, vom sozialen Umfeld für die Geburt eines kranken oder behinderten Kindes verantwortlich gemacht zu werden. Das erleben viele schwangere Frauen und ihre Partner als sehr belastend.

Unbestätigter Verdacht

Wird ein Verdacht auf eine Fehlbildung entkräftet, sind Schwangere und ihre Partner sehr erleichtert. Die drückende Last der letzten Tage und Wochen fällt von ihren Schultern ab. Nicht verwunderlich, wenn gerade in dieser Zeit viele Tränen fließen. Zum Zeitpunkt der Entwarnung wird der Schock in der Erinnerung nochmals erlebt. Da tröstet der wohlgemeinte Satz: »Sei doch froh, es war doch gar nichts, euer Kind ist ja schließlich gesund«, nicht, sondern löst Betroffenheit und Wut aus. Es braucht seine Zeit, den erlittenen Schrecken zu verarbeiten, und es fällt den werdenden Eltern mitunter schwer, in die Normalität der Schwangerschaft zurückzufinden. Werdende Mütter sind in den nächsten Wochen oft noch so mit den eigenen erlittenen Ängsten beschäftigt, dass sie sich nicht in der Weise dem Kind in ihrer Mitte zuwenden können, wie sie das eigentlich gerne möchten. Manchmal bleibt der Schrecken auch haften, und die

Frauen erleben die weitere Schwangerschaft und oft auch die erste Lebenszeit des Kindes unter besonderer Wachsamkeit. Es bleibt weiterhin ein prüfender Blick, ob der zurückliegende Verdacht nicht doch irgendwo eine Berechtigung haben könnte. Versetzen Sie sich zum Beispiel in die Lage einer Mutter, bei deren Kind in der frühen Schwangerschaft Fehlbildungen am Kopf gesehen wurden. Diese Vermutung erwies sich im Verlauf weiterer Untersuchungen schon während der Schwangerschaft als falsch. Obwohl die Frau bereits während der Schwangerschaft wusste, dass ihr Kind keine Fehlbildung haben würde, war sie in den ersten Lebenswochen des Kindes übervorsichtig und beobachtete den Kopf des Kindes besonders wachsam auf Auffälligkeiten. Solche unausgesprochenen Sorgen und Bedenken müssen sich langsam beruhigen und auflösen. Unterstützend wirkt in einem solchen Fall sowohl ein Kinderarzt, dem Sie vertrauen, als auch die Begleitung der Hebamme im Wochenbett und in den ersten Wochen nach der Geburt. Beide können die Mutter darin bestärken, dass sich ihr Kind sehr gut entwickelt. Die Teilnahme an einer Gruppe von Müttern mit ihrem Baby hat sich ebenfalls besonders nach solchen und ähnlichen Erfahrungen in der Schwangerschaft sehr bewährt. In der Gruppe kann der Vergleich mit den anderen Kinder und der Austausch unter den Müttern helfen, den Blick nach vorn zu richten und an das Positive zu denken

Nach langem Kinderwunsch endlich schwanger

Die Erfahrung der ungewollten Kinderlosigkeit bedeutet für jedes betroffene Paar seelisches Leid. Zwischen dem Wunsch nach einem Kind und dem Eingeständnis, nicht schwanger werden zu können, liegen oftmals einige Jahre. Hoffnung und Enttäuschung wechseln sich in einem monatlichen Rhythmus ab und sorgen nicht selten bereits für Spannung in der Beziehung, die Situation kann für beide Partner zermürbend sein. Jeder beschäftigt sich auf seine Weise mit diesem inneren schwelenden Wunsch und unruhig wird verfolgt, wie die Lebenszeit verstreicht. Oftmals ist es eine Zeit der Einsamkeit und Isolation, in der sich das Paar wie in einer Warteschleife fühlt. Trotz einer derartigen Krise kann das gemeinsame Bemühen den Zusammenhalt der Beziehung enorm stärken.

Nach einiger Zeit der Auseinandersetzung, des Grübelns und der Entscheidungsfindung wird schließlich der Schritt in ein entsprechendes Kinderwunschzentrum unternommen. Als ein hoch spezialisiertes medizinisches Zentrum bietet es seinen Service an und das Paar hofft, dass ihm auf diesem Weg geholfen wird. Damit nimmt es unter Umständen auch erhebliche finanzielle Belastungen auf sich.

Unangenehmen Voruntersuchungen mit einer Diagnosestellung folgt ein individuell genau abgestimmtes Programm, mit dem der persönliche Zeitplan in Einklang gebracht werden muss, auch Wochenenden und Feiertage sind davon nicht ausgenommen. Besonders für die Frau ist es eine körperliche und seelische Strapaze. Wieder kann es einige Zeit dauern, vielleicht einige Jahre, bis wirklich eine Schwangerschaft festgestellt werden kann.

Wenn ein Paar nun nach längerer Kinderwunschbehandlung endlich schwanger geworden ist, können beide ihrem Glück oft noch nicht recht trauen und wagen es nicht, Pläne für die Zukunft zu schmieden. Die zurückliegenden Erfahrungen belasten noch immer, und es braucht Zeit, bis realisiert werden kann, dass nun etwas eingetroffen ist, was sie ihrem Wunsch nach einem Kind näher bringt.

Wie kann die Frau nach diesem anstrengenden Start, nach der Prozedur der medizinischen Behandlung und dem Auf und Ab von Hoffnung und Enttäuschung es schaffen, ab jetzt Zutrauen in den weiteren Verlauf der Schwangerschaft zu entwickeln, Mut zu schöpfen und einfach nur schwanger zu sein? Wie bei anderen schwangeren Frauen beziehungsweise Paaren auch, liegen vor den werdenden Eltern noch viele Wochen und Monate, bis sie ihr Kind im Arm halten werden.

Warten auf die Schwangerschaft

Die Belastung, die Sie als Frau zur gemeinsamen Erfüllung des Kinderwunsches auf sich nehmen, ist unvergleichlich härter als diejenige Ihres Partners. Auch wenn Sie sich als Paar die Frage in der Schuld am Versagen auf die allgemeine Formel »1/3 Frau, 1/3 Mann, 1/3 beide« geeinigt haben, wird Ihr Köper doch auf eine harte Probe gestellt. Die Sehnsucht nach einem Kind und die Anstrengungen, die Sie unternehmen müssen, haben ihren Preis. Angst und Scham müssen jedes Mal überwunden werden und vielleicht werden Sie selbst überrascht sein, wie schnell Sie sich dem Routineprogramm eines Medizinbetriebs anvertrauen.

Zunächst werden Hormonspritzen verordnet, um Eizellen reifen zu lassen, und statt, dass sich in jedem Zyklus eine Eizelle bildet, reifen bei Ihnen vielleicht bis zu zehn oder auch mehr. Alle zwei Tage erfolgen nun Blutabnahme sowie vaginaler Ultraschall, um die Eizellen zu zählen und ihre Reifung zu beurteilen. Nach einigen Tagen werden in einer kurzen Narkose die Eizellen entnommen und sofort mit dem Spermium des Mannes zusammengebracht. Das ist eine der üblichen Behandlungsmethoden,

IVF (*In-vitro-Fertilisation*) genannt. Sind die Spermien zu unbeweglich oder zu langsam, wird im Labor mit einer Injektionspipette ein Spermium ausgewählt und in eine Eizelle gespritzt; dieses Verfahren heißt ICSI (*Intrazytoplasmatische Spermieninjektion*). Im Brutkasten entwickeln sich nun Embryonen, von denen maximal drei nach einigen Tagen in die Gebärmutter eingesetzt werden. Nach weiteren zehn bis zwölf Tagen wird ein erster Schwangerschaftstest gemacht. Wenn er positiv ausfällt, heißt es weitere sieben bis acht Wochen darauf warten, ob es wirklich zu einer Schwangerschaft gekommen ist und sich ein Kind entwickelt.

All diese Prozeduren sind belastend, sie erfolgen meist nicht nur einmal und sind jedes Mal unangenehm. Die Fremdbestimmung der eigenen hormonellen Funktionen irritiert das Gefühl für die gewohnten Abläufe im Körper. Die vielen Kontrollen, Behandlungen und schmerzhaften Prozeduren sowie erheblichen Nebenwirkungen müssen Sie, ob Sie wollen oder nicht, über sich ergehen lassen. In einer wenig emotionalen Routine des Medizinbetriebes ist kein Platz für Ihre Befindlichkeiten; Sorgen und Ängste vor Misserfolg oder Enttäuschung haben hier keinen Platz. Wie zwei verschiedene Welten werden eine hoch technisierte Methode und Ihre innerliche Zustimmung zusammengebracht, und nur durch ein perfektes Zusammenspiel kann es zum Erfolg kommen. Vor allem aber sorgen die seelischen Strapazen, das wiederholte Hoffen und die Enttäuschung möglicherweise nicht selten für eine scheinbare Gleichgültigkeit, damit Sie diese Zeit durchstehen können.

So ist es verständlich, wenn es Ihnen nach diesem schwierigen Start schwerfällt, nun, nachdem »es geklappt« hat, zuversichtlich und unbeschwert zu sein. Die Tatsache des lange unerfüllten Kinderwunsches und das Zugeständnis der körperlichen Unfruchtbarkeit kann das Zutrauen in Ihre körperlichen Ressourcen und Ihr Selbstbewusstsein insgesamt schwächen, zumal Sie als die Frau die Hauptlast tragen.

Familie K. hatte eine siebenjährige Tochter. Eigentlich waren in der ursprünglichen Familienplanung zwei Kinder in kurzem zeitlichen Abstand vorgesehen. Nach der Geburt des ersten Kindes waren beide Eltern aber sehr eingespannt mit der Pflege der Tochter, die in ihren ersten Lebensmonaten sehr viel schrie. In den folgenden Monaten kamen andere familiäre Belastungen hinzu. Das Paar wünschte sich zwar weiterhin ein zweites Kind, doch der Alltagstrubel war ihnen Erklärung genug, »warum es nicht klappte«. Mit der Zeit jedoch wurden sie ungeduldig und die monatliche Enttäuschung, wenn die Regel wieder kam, nahm ständig zu. Der Wunsch nach einem zweiten Kind wuchs beständig. Auch die Tochter wünschte sich ein kleines Geschwisterchen, aber Frau K. wurde und wurde nicht schwanger. »Wie kann das sein?«, fragten sich die Eltern. »Es hat doch schon einmal geklappt, also können unmöglich körperliche Gründe die Ursache sein«. Frau K. besuchte Yoga-Kurse und hoffte auf die fördernde Wirkung der Entspannung. Schließlich wandte sie sich an ihren behandelnden Gynäkologen. Bei einer ärztlichen Untersuchung sowohl von Frau als auch von Herrn K. wurde festgestellt, dass sie gesund war, er aber mittlerweile Fruchtbarkeitsprobleme hatte. Nach einer Bedenkzeit und nach ärztlichem Rat nahmen sie schließlich unterstützende Hilfe bei der Befruchtung an. Sie planten eine ICSI-Behandlung. Das Paar fand eine Spezialpraxis, in der sie sich außerordentlich gut betreut fühlten, nicht zuletzt, weil der behandelnde Arzt einen guten Eindruck auf sie machte. Während der Behandlungszeit musste Frau K. Hormone einnehmen, die sie nicht gut vertrug und die ihr Nebenwirkungen bescherten. Aber bald darauf war sie schwanger. Das Paar freute sich sehr und wollte verständlicherweise diese Schwangerschaft besonders gut beschützen. Deswegen ließ Frau K. alle Untersuchungen der Pränataldiagnostik und alle ergänzenden Untersuchungsleistungen vornehmen. Am liebsten wäre sie wöchentlich zum Arzt gegangen. Das Vertrauen von Frau K. in die medizinische Technik war groß, denn schließlich wurde damit ihr Kinderwunsch erfüllt. Körperlichen Abläufen gegenüber wuchs dagegen ihr Misstrauen.

Die werdenden Eltern erhielten beruhigende Untersuchungsergebnisse, doch die davon erhoffte Beruhigung stellte sich leider nicht ein. In den letzten Jahren hatten beide so viel für das Zustandekommen der Schwangerschaft unternommen, dass es ihnen nun befremdlich schien, nichts »Besonderes« mehr für das Wachsen und Gedeihen des Kindes tun zu können. Vor allem Frau K. fiel es schwer zu glauben, dass sie eine ganz normale schwangere Frau wie andere Frauen auch sei.

Von der Kontrolle zum Vertrauen

Es ist nur zu verständlich, wenn Ihnen nach der langen Zeit des Überwachens Ihres Körpers die Kontrolle über ihn zur Gewohnheit wird. Für die Kinderwunschbehandlung haben Sie sich auf ein differenziertes, medizintechnisches Konzept eingelassen und mit Ihrem Lebensrhythmus abgestimmt. Ihre hormonellen Vorgänge wurden bis ins Kleinste analysiert und Sie haben die Verantwortung teilweise abgeben können. Der andere Teil des Vorgangs ereignet sich aber in Ihrem Körper, der für die Behandlung bereit sein musste, um ein Kind in Ihnen wachsen zu lassen. Vielleicht ist es unwirklich und beglückend gleichzeitig, wenn Sie trotz des Zögerns und anfänglichen Misstrauens dieses Neuland betreten.

Vielleicht liegt ab jetzt eine großartige Chance darin, den einseitigen Blick auf den Erfolg durch Technik zu verändern und die wunderbaren Möglichkeiten Ihres Körpers wahrzunehmen, nämlich ein Kind wachsen zu lassen? Oder es verwirrt Sie zunächst, wenn Sie nach der Feststellung Ihrer Schwangerschaft nichts anderes tun können, als es sich gut gehen zu lassen? Wo immer Sie etwas über andere Schwangere lesen, hören oder mit ihnen sprechen, achten Sie auf die Gemeinsamkeiten, die Sie mit all den anderen Frauen in der Schwangerschaft verbinden. Wenn Sie sich in einige ihrer Beschreibungen einfühlen und sie auf sich selbst übertragen, kann das ermunternd und beglückend für Sie sein. Achten Sie aber auch auf feine Unterschiede. Wo fehlen Ihnen möglicherweise Vertrauen und Gelassenheit? Vielleicht liegt darin eine Herausforderung, in Anerkennung und Respekt vor Ihrem eigenen Weg herauszufinden, was Sie verunsichert und was Ihnen guttut, um Vertrauen und Zuversicht zu gewinnen.

Die Schwangerschaft geht weiter und in den nächsten Monaten wächst nicht nur Ihr Kind, sondern sicher auch Ihre seelische Bereitschaft, sich auf die anstehenden Veränderungen einzulassen. Nicht nur das Vertrauen in Ihren Körper, sondern auch in die eigenständige Entwicklung des Kindes in Ihnen bewirkt das Gefühl von Einheit und Zuversicht. Der äußere »Rahmen« ist gegeben und Sie können nun etwas für die Stärkung der inneren Haltung tun, sich mit Neugierde für die weiteren Möglichkeiten interessieren und überlegen, wie Sie Ihre Schwangerschaft gestalten möchten.

Pränataldiagnostik-Spirale: Technik – Kontrolle – Angst

Wenn Sie die Kinderwunschpraxis verlassen und in eine übliche gynäkologische Praxis für die weitere Schwangerenvorsorge wechseln, ist es ein erster sichtbarer Schritt in die Richtung, die Sie sich wahrscheinlich wünschen, nämlich so schwanger zu sein wie alle anderen Frauen auch. Bei vielen Frauen entsteht sehr schnell der Wunsch nach Normalität und sie möchten die gleiche Behandlung, wie sie andere auch bekommen. Generell werden Sie allerdings feststellen, dass es große Unterschiede in der Ausgangsbasis gibt und Schwangerschaften allgemein äußerst unterschiedlich verlaufen können. Dazu gehört auch, dass Frauen die Untersuchungsmöglichkeiten sehr individuell und unterschiedlich nutzen. Die Schwangerenvorsorge in der gynäkologischen Praxis und durch die Hebammen ist zunächst die routinemäßige Versorgung für alle schwangeren Frauen. Sie haben dabei die Wahl, weitere Angebote der Pränataldiagnostik zu nutzen und abzuwägen, was sinnvoll für Sie ist.

In der gynäkologischen Praxis ist es üblich, dass die werdende Mutter nach der Kinderwunschbehandlung als eine Risikopatientin geführt wird. Die Risikoeinschätzung kann einerseits sehr pauschal sein, sich andererseits an der individuellen Situation der Schwangeren orientieren. Die Kategorisierung »Risikoschwangerschaft« verdreifacht sich beispielsweise automatisch, wenn Frauen älter als 35 Jahre sind, durch IVF oder ICSI schwanger geworden sind und Zwillinge erwarten. Diese Einteilung verunsichert, wo doch Frauen in dieser Situation auf Stärkung angewiesen sind. Sie konfrontiert sie auch wieder damit, wie anders der Anfang war, und bestätigt Defizitgefühle, setzt sie doch wiederum auf Kontrolle statt auf Vertrauen.

In welchem Verhältnis und Umfang Sie beides benötigen – das herauszufinden kann in den nächsten Monaten eine spannende Herausforderung für Sie sein. Manche Frauen verhindern, dass aus dem Mutterpass ersichtlich ist, wie ihr Kind entstanden ist, und schützen sich damit vor weiterer Verunsicherung, Vorurteilen und überflüssigen Einmischungen.

Es ist hilfreich, wenn Sie verstehen, dass ein Kontrollbedürfnis durchaus beidseitig bestehen kann. Der Arzt stuft Sie als Risikoschwangere ein, will bei diesem »besonderen« Kind nichts übersehen, und die schwangere Frau selbst ist unsicher und verspricht sich durch eine vermehrte Ultraschallkontrolle Beruhigung.

Es geht zunächst nur um ein statistisches Risiko und nicht um einen realen Befund, der Ihr Kind betrifft. Die Auseinandersetzung mit den Methoden und auch Konsequenzen der Pränataldiagnostik zwingt Sie und Ihren Partner, sich erneut mit Unwägbarkeiten im Schwangerschaftsverlauf und der Unberechenbarkeit, die es nun einmal mit sich bringt, wenn man ein Kind erwartet, auseinanderzusetzen. Es ist Ihr lang ersehntes Kind und die Frage nach Krankheit oder Behinderung, Behandlungsmöglichkeiten und so weiter stellt sich Ihnen wie anderen Paaren, wenn auch unter anderen Vorzeichen.

> Das erste Kind von Familie A. war vier Jahre alt und durch ICSI entstanden. Danach erlebte Frau A. mehrere Versuche und Fehlschläge und zweimal am Anfang der Schwangerschaft eine plötzliche Fehlgeburt. Nun war sie dank medizinischer Hilfe wieder in der 12. Woche schwanger, und die gesamte Familie freute sich auf den Zuwachs. Bei einem Frühscreening ergab sich ein erhöhtes statistisches Risiko für ein Kind mit Trisomie 21.

Die Empfehlung des Arztes, eine Fruchtwasseruntersuchung machen zu lassen, brachte eine große Unruhe in die Schwangerschaft mit Stress und schlaflosen Nächten. Dem Paar war bewusst, dass die früheren Misserfolge auch zu der Ausgangslage für die jetzige erhöhte Risikoberechnung geführt hatten. Nach dieser erneuten Betrachtung der Befunde und der Freude darüber, das erste Drittel der Schwangerschaft völlig problemlos »geschafft« zu haben, schöpften Herr und Frau A. neuen Mut und Zuversicht, zumal ein erneuter Ultraschall keine Auffälligkeit ergab. »Wir hatten Angst«, so Herr A., »in eine Mühle hineinzukommen oder das ersehnte Kind durch den Einstich zu verlieren. Wir sind die ganze Angstskala mehrmals durchgegangen und wollten nichts riskieren.« Durch diese gegenseitige Bestärkung kamen beide zu der Überzeugung, keine Fruchtwasseruntersuchung vornehmen zu lassen. Auch wenn ein Rest von Ungewissheit blieb, spürte besonders Frau A. eine große Erleichterung und konnte weiterhin hoffnungsvoll nach vorne schauen.

Wie alle anderen Frauen auch können Sie sich beraten lassen, sich informieren, abwägen und dann entscheiden, was Ihnen wichtig ist. Bei vielen Informationen, die Sie bekommen, und Vorschlägen für die nächsten Ultraschalluntersuchungen beispielsweise können Sie innerlich versuchen abzuwägen, was Sie für sinnvoll erachten und brauchen. Dient die nächste Routineuntersuchung Ihrem Bedürfnis, die Schwangerschaft zu kontrollieren, dann ist es gut, sie wahrzunehmen, wenn es Sie beruhigt. Es kann auch sein, dass Sie spüren und herausfinden wollen, womit Ihr Vertrauen zu unterstützen sein könnte, und dem zunächst den Vorrang zu geben. Vielleicht ist es ein Gespräch mit dem Partner darüber, was Sie belastet, denn es geschieht gerade etwas Unglaubliches in Ihrem Leben.

Finden Sie heraus, wo Kontrolle für Sie unerlässlich ist und wo Ihre Möglichkeiten liegen, Ihr Vertrauen in Ihre inneren und äußeren Kräfte für diesen wunderbaren Prozess zu stärken.

Schwanger sein und Mutter werden

Die Kinderwunschbehandlung wirkt oft gleichermaßen als körperliche und seelische Verletzung nach und die Sehnsucht nach Normalität sowie nach Heilung ist verständlich. Im Laufe der nächsten Monate werden Sie wie andere schwangere Frauen auch weiter arbeiten, Ihre Freizeit genießen, zur Schwangerschaftsgymnastik gehen, sich auf die Geburt vorbereiten, sich dem »Nestbau« widmen und sich so auf das Leben mit Ihrem Kind einstellen. Die folgende Zeit bietet darüber hinaus reichlich Gelegenheit herauszufinden, wie Sie Ihre körperlichen Ressourcen entfalten können.

Nehmen Sie deswegen auch die kontinuierliche Schwangerenvorsorge durch eine Hebamme als Ergänzung und Parallelbetreuung in Anspruch. Der Blick einer Hebamme für die Physiologie und das Gesunde in der Schwangerschaft bildet die Basis für ihre Arbeit, die Ihnen jetzt zugute kommt. Das Kind wächst in Ihnen, Sie spüren seine Bewegungen und damit wachsen auch Ihre Zuversicht und Freude. Machen Sie außerdem Atemtherapie oder Yoga. Das unterstützt Ihre bewusste Körperwahrnehmung, lenkt Ihren Blick nach innen und stärkt Ihr Selbstbewusstsein. Beschäftigen Sie sich außerdem mit der Wahl des Geburtsortes, einer intensiven Geburtsvorbereitung in einer Gruppe oder auch in Einzelstunden. Dort bekommen Sie Informationen für die Geburt, die Sie stärken, um sich behutsam und gelassen auf das große Ereignis vorzubereiten.

Nach der Geburt

Die Geburt selbst kann je nach der Situation, in der Sie sich befunden haben, spontan und ohne besondere medizinische Eingriffe verlaufen sein. Wenn ein Kaiserschnitt notwendig war, haben Sie vielleicht beides wieder erfahren, eine rettende medizinische Maßnahme und gleichzeitig eine Enttäuschung und erneute Verletzung Ihres eigenen Körpergefühls. Die körperli chen und seelischen Verletzungen brauchen Zeit, aber auch Hilfe, um zu heilen. Das Wochenbett mit Ihrem Kind, eine gute Betreuung durch die Hebamme, Haushaltsversorgung, Glückwünsche, die Sie genießen können; all das wird Sie für vieles entschädigen, was anders war, als Sie sich erwünscht haben, denn Sie haben jetzt Ihr Kind im Arm!

Die Möglichkeit, Ihr Kind zu stillen, kann Ihr Vertrauen stärken und der Sehnsucht nach Normalität und Heilung näherkommen und zur Aussöhnung mit den eigenen vermeintlichen Defiziten beitragen. Es stärkt den innigen Kontakt zwischen Mutter und Kind und ein neu entdecktes Vertrauen in Ihren Körper. Sie geben ihm alles, was es zum Wachsen und Gedeihen braucht. Das ist ein guter Start für die gesamte Familie von Anfang an!

Die Frage, wie viel Kontrolle und wie viel Vertrauen in dem Prozess der Schwangerschaft nötig waren, kann auch ein anhaltendes Lebensthema sein. Gerade in der ersten Zeit mit dem Baby durchleben Sie, wie andere Mütter auch, viele Unsicherheiten, und das ist normal.

Wenn Sie an Ihrem Selbstwert zweifeln, gibt es in der Babyzeit viele kleine Anlässe, die Sie irritieren und schnell überfordern können, denn die Beunruhigung aus der Schwangerschaft kann sich auch in der nächsten Zeit fortsetzen, wenn Ihnen beispielsweise unberechtigte, aber typische Zweifel kommen, ob sich Ihr Kind schnell oder langsam genug entwickelt. Eine achtsame Wahrnehmung des eigenständigen kindlichen Prozesses kann Ihnen helfen, nur noch auf begründete Zweifel zu reagieren.

Sie brauchen wieder fachgerechte Informationen, gleichzeitig aber auch die Unterstützung Ihres Vertrauens in Ihre Möglichkeiten, eine gute Mutter zu sein und die eigenständige Entwicklung Ihres Kindes zu respektieren. Es kann eine lebenslange Aufgabe sein, die Dankbarkeit für die medizinischen Möglichkeiten zu empfinden und gleichzeitig die eigenen Defizite und Unzulänglichkeiten anzuerkennen. Denn die Anerkennung beider Gegebenheiten hat dazu beigetragen, Ihren Kinderwunsch zu

erfüllen. Vielleicht trägt die liebevolle Umarmung Ihres Wunsch-
kindes zu Ihrer Bereitschaft bei, das Glück in Ihrem Leben in
vollen Zügen zu genießen.

Der Konflikt zwischen Verantwortung, Angst und Liebe

Eine ungünstige Diagnose des Kindes löst immer Angst, Verzweiflung und Trauer aus, und es dauert einige Zeit, bis die Wirklichkeit angenommen und neu überlegt und gehandelt werden kann. Auch wenn durch die Mitteilung einer Diagnose zunächst »der Boden unter den Füßen wegbricht« und »die Welt stehen bleibt«, müssen Sie doch, sobald es nach dem ersten Schock möglich ist, Schritt für Schritt weitergehen und in Ruhe zu einer Entscheidung kommen. Es wird eine Entscheidung auf Leben und Tod sein. Manche werdende Eltern wissen sehr schnell, welches der für sie richtige Weg ist, andere dagegen durchleben einen mühevollen Prozess voller Zweifel und Ängste. Vielleicht stellt sich bei manchen ein erster Gedanke, eine spontane Lösungsmöglichkeit ein, auf die es sie in ihren Gedanken immer wieder zurückführt?

Wenn die Mitteilung unerträglich, richtiggehend schockierend ist, kann es sein, dass Sie sofort handeln wollen und sich den nächstmöglichen Termin zum Abbruch der Schwangerschaft geben lassen. Überlegen Sie kurz, wie Sie bisher Konflikte gelöst haben. Sind Sie damit gut gefahren oder wollen Sie einen anderen Weg ausprobieren?

Es ist noch alles offen und Sie haben die Möglichkeit, sich zumindest einige Tage Zeit zu nehmen, um alles in Ruhe zu überlegen, denn es ist eine folgenreiche Entscheidung, die Ihr ganzes weiteres Leben prägen kann. Auch wenn es die schlimmste Entscheidung in Ihrem Leben ist, kann sie doch mit der Hoffnung verbunden sein, dass Sie eine Lösung finden, mit der Sie wieder »Licht am Ende des Tunnels« sehen.

Im Folgenden möchten wir mit Ihnen den Entscheidungsverlauf schematisiert durchgehen, wobei immer beide Entscheidungswege, Abbruch der Schwangerschaft sowie das Austragen des Kindes, besprochen werden. Sie können jeweils der Frage nachgehen: »In welcher Entscheidung liegt für mich auf lange Sicht gesehen mehr Hoffnung?«, oder auch: »Für welche Entscheidung brauche ich Unterstützung, um es mir leichter zu machen?« Vielleicht finden Sie auch eigene Fragestellungen, um weiterzugehen, wie die werdende Mutter im folgenden Beispiel:

> Frau B. war nach dem Befund Down-Syndrom zunächst schockiert und konnte sich weder vorstellen, dieses Kind zu bekommen, noch wollte sie sich für einen Abbruch entscheiden. Liebevolle Gefühle für ihr Baby und Fassungslosigkeit bestimmten die nächsten zwei Wochen. Sie fühlte sich hin und her gerissen zwischen Angst und Vertrauen. Die Zeit, in der schließlich die Entscheidung gegen einen Schwangerschaftsabbruch heranreifte, beschrieb sie so: »Wir hatten uns das Kind so sehr gewünscht! Das ›Nein‹ zum Abbruch war schnell klar, aber das ›Ja‹ noch nicht, das brauchte Zeit.«

Die Zeitnot

Der begrenzte Zeitraum, in dem die Entscheidung fallen muss, macht Druck und erzeugt Panikgefühle, er vergrößert die Belastung nochmals. Trotzdem sollten Sie sich nach Möglichkeit einen Zeitrahmen von ungefähr zwei Wochen nehmen, oder wenn es nicht anders möglich ist, eine Nacht über die Entscheidung schlafen, damit Sie nichts überstürzen.

In folgendem Dilemma befinden Sie sich: Wenn Sie nicht handeln, geht die Schwangerschaft weiter, und alle weiteren Überlegungen erübrigen sich und irgendwann kann dann der Abbruch von ärztlicher Seite verweigert werden, weil die Schwangerschaft so weit fortgeschritten ist, dass eine Überlebensfähigkeit des Kindes abzusehen ist.

Informationsbedürfnis

Um zu einer Entscheidung zu kommen, brauchen manche Eltern alle erdenklichen Informationen, die eventuell die Grundlage für jeden weiteren Schritt bilden können. Wenn Sie genauer verstehen wollen, was die Diagnose bedeutet, lassen Sie sich das Krankheitsbild oder die Auffälligkeiten erklären und fragen Sie nach, damit Sie es genau nachvollziehen können. Hier sind neben Gynäkologen Fachärzte der verschiedenen Fachrichtungen und Kinderärzte die richtige Anlaufstelle für Sie. Auch Kinderkrankenschwestern können ihre Erfahrungen einbringen und beschreiben, womit Sie nach ihrer Einschätzung bei der jeweiligen Diagnose rechnen können.

Manche Eltern zweifeln die Diagnose an und wollen mit einer zweiten Meinung Klarheit bekommen. Aber auch eindeutige Diagnosen und Befunde können nicht in jedem Fall wirklich Ihr Kind beschreiben. Es ist auch unterschiedlich, wie diese Informationen empfunden werden und was sie auslösen. So kann dieselbe Nachricht »Ihr Kind hat Down-Syndrom« bei den einen Eltern bewirken, dass sie sagen: »Okay, damit werden wir fertig«, und bei anderen stürzt eine Welt ein. Diagnosen sind technische Begriffe, oft sehr abstrakt, sie sagen nichts darüber aus, was sie für das Leben der einzelnen Familien bedeuten können.

Wenn Sie Eltern kennenlernen, die eine vergleichbare Situation erleben, sozusagen auf »Augenhöhe«, kann Ihr Bild ergänzt werden. Durch den Einblick in den Alltag mit einem vergleichbaren Kind wird es leichter spürbar, worauf Sie sich einlassen würden. Dabei können sich ganz neue Perspektiven eröffnen, die Ihnen helfen, Ihrer Entscheidung näherzukommen. Erwachsene, die mit dieser Diagnose leben, können Ihnen von ihrem Alltag mit der Behinderung berichten. Die entsprechenden Selbsthilfegruppen sind oftmals regional vertreten oder können meist über ihre Homepage ermittelt werden. Beachten Sie aber, wenn Sie eine Familie mit einem Kind in der Pubertät treffen und Sie selbst noch schwanger sind, dass beide Lebenswelten entsprechend weit voneinander entfernt sind.

Schwieriger ist es, wenn Sie Informationen über einen Schwangerschaftsabbruch nach einem Befund bekommen wollen. Es ist, auch wenn gesetzlich legitimiert, noch immer ein Tabu, das lieber verdrängt wird. Man kann sich bei seinem behandelnden Frauenarzt oder einem Pränataldiagnostikspezialisten über den medizinischen Ablauf eines solchen Abbruchs informieren. Auch Hebammen haben Erfahrung mit Schwangerschaftsabbrüchen, die in einem fortgeschrittenen Stadium der Schwangerschaft durchgeführt werden müssen.

Eine Paarentscheidung steht an

Wie werden Sie als Paar einen Weg finden, der Ihnen beiden entspricht? Wenn sich eine übereinstimmende Entscheidung und Meinung abzeichnet, ist es natürlich leichter. Sind Sie aber gegenteiliger Meinung, kommt es unweigerlich zu Problemen. Manchmal kann die Meinung des anderen auch Ausdruck des eigenen Zweifelns, der eigenen inneren Ambivalenz, der eigenen Zerrissenheit sein. Entscheidet sich die Frau allein für die Fortsetzung der Schwangerschaft, kann die Botschaft an den Partner auch heißen: »Ich entscheide mich für unser Kind und somit auch für einen Teil von dir!« Eine derartige Situation ist eine harte Belastungsprobe für die Partnerschaft, in der die Unterstützung durch eine verständnisvolle professionelle Beratung ratsam ist, wenn Sie in der gemeinsamen Entscheidungsfindung nicht weiter kommen.

Wichtig ist, dass sich beide Partner so ehrlich wie möglich mitteilen, aber auch den anderen in seiner Meinung und in seinen Gefühlen anerkennen. Erklären Sie einander, wie Sie jeweils den Befund verstanden haben und was er in Ihnen auslöst. Vielleicht brauchen Sie noch weitere Details zu einer Diagnose und überlegen gemeinsam, wie sie diese bekommen können. Auf der Suche nach Informationen bietet das Internet eine unübersehbare Fülle, in der man sich verlieren kann, statt der eigenen Entscheidung näher zu kommen. Wie schon erwähnt, ist es daher sehr viel hilfreicher, mit Ihrem Arzt und der Hebamme zu sprechen beziehungsweise zu einer psychosozialen Beratungsstelle zu gehen. Bei der Entscheidungsfindung sind praktische Überlegungen zur Alltagsbewältigung entscheidend. Recherchieren Sie daher frühzeitig, bei welcher Kindertagesstätte Ihr Kind gut aufgehoben ist oder welche Kinderinitiative es tagsüber aufnehmen kann.

Die persönliche Entscheidung im familiären und gesellschaftlichen Umfeld

Es ist Ihre persönliche Entscheidung, ob Sie ein nach allem Ermessen der Ärzte wahrscheinlich behindertes Kind austragen oder abtreiben wollen. Und doch spielt es für Ihren Entscheidungsprozess eine Rolle, wie Sie in Ihrem Bekannten- oder Familienkreis gesehen werden. Wenn Sie mit engen Freunden reden, möchten Sie sicherlich eine Zustimmung zu der einen oder anderen Entscheidung oder neue, ergänzende Gesichtspunkte hören. Mit den Familienangehörigen, den eigenen Eltern und Verwandten ist es möglicherweise brisanter und problematischer, darüber zu reden. Es stellen sich Fragen zu deren eigener Gesundheit und möglicherweise der Weitervererbung an die eigenen Nachkommen. Werte und Normen, Erfahrungen mit Krankheit und Behinderung in der Familie haben einen Einfluss auf Ihre Entscheidung. Umso wohltuender kann es sein, wenn ein Kind mit einer Behinderung von den Großeltern willkommen geheißen wird. Vielleicht finden Sie auch Freunde, die möglicherweise Paten für Ihr Kind sein möchten, wenn es zur Welt kommt? Die eigenen Wertmaßstäbe, mit denen Sie bisher in Ihrem Leben im Einklang waren, können sich angesichts dieser außergewöhnlichen Situation und Entscheidungsnot ändern.

> Frau S. wurde bei der Ultraschall-Routineuntersuchung verunsichert, denn die Messung der Nackenfalte ihres Babys war leicht auffällig. Sie konnte sich trotzdem nicht zu weiteren Untersuchungen und auch nicht zu einem eventuellen Schwangerschaftsabbruch wegen Behinderung entschließen.

Während sie darüber nachdachte, was eine mögliche Behinderung ihres Kindes für die ihre Zukunft bedeuten könnte, dachte sie an ihren eigenen Vater. Er hatte Kinderlähmung und eine Seite seines Körpers war halbseitig eingeschränkt. In ihrer Familie wurde er deswegen nie als behindert bezeichnet. Im Gegenteil, alle hatten ihn immer als normales Familienmitglied angesehen und selbstverständlich respektiert. Frau S., die sich ein rundum gesundes Kind gewünscht hatte, entschied sich jetzt dennoch dafür, ihr Baby, ob gesund oder nicht, zu bekommen.

Über 90 Prozent der Frauen und Paare, die von einer Diagnose ihres Kindes mit Down-Syndrom betroffenen sind, entscheiden sich für einen Abbruch der Schwangerschaft. Rund 10 Prozent der Eltern entscheiden sich also für dieses Kind und setzen die Schwangerschaft fort. Wie Frauen und Paare sich auch entscheiden, sehen sie sich mit Vorurteilen und gesellschaftlicher Ausgrenzung konfrontiert. Diese widersprüchlichen Erwartungen erleben viele wie eine Art doppelte Botschaft. Denn einerseits erleben Eltern zunehmende Stigmatisierung durch Behindertenfeindlichkeit, andererseits erleben Frauen und ihre Partner aber, dass andere mögliche Alternativen wie der späte Schwangerschaftsabbruch oder eine Freigabe zur Adoption ebenfalls gesellschaftlich unerwünscht sind.

In sehr wenigen Fällen kommt es auch vor, dass Frauen von der Geburt eines Kindes beispielsweise mit Down-Syndrom oder einer anderen Behinderung überrascht werden. Es kann sein, dass Sie damit unerwartet in eine große Ausweglosigkeit geraten und sich eine gemeinsame Zukunft mit dem Kind deshalb nicht vorstellen können. Es mag ungewöhnlich klingen, aber eine Adoption kann in einem solchen Fall unter Umständen die beste Lösungsmöglichkeit für eine ansonsten ausweglose Situation sein, auch wenn sie dem in unserer Gesellschaft gängigen Bild einer »guten Mutter« widerspricht. Denn manche kinderlosen Paare sehen das Leben mit behinderten Kindern nicht als Opfer, sondern eher als eine Herausforderung und Chance. Der sehr empfehlenswerte Film *Lily und Marie* von Silvia Matthies setzt sich auf gleichermaßen anrührende und aufklärende Weise mit genau dieser Thematik auseinander. Gezeigt wird das Leben einer Familie mit zwei behinderten Mädchen, wobei die Kinder und die neuen Eltern von der Lösung einer Adoption profitiert haben.

Imagination als Hilfe bei der Entscheidungsfindung

Zur Entscheidungsfindung gehören nicht nur Informationen und Überlegungen, sondern auch die Gefühle. Um an Ihre wirklichen Gefühle jenseits des aktuellen Gefühlswirrwarrs heranzukommen, sollten Sie sich so gut wie möglich auf die Situation einlassen und ein wenig experimentieren, um alle Seiten emotional zu beleuchten. Dazu sind Imaginationsübungen hilfreich. Sie können sie sowohl als werdende Mutter als auch als werdender Vater machen und sich danach darüber austauschen, was jeder von Ihnen erlebt hat und wie er die ganze Situation jetzt sieht.

Es gibt verschiedene Übungen, die letztlich darauf abzielen, dass Sie sich beide Wege, die sich jetzt vor Ihnen auftun, vorstellen und visualisieren. Sie können sozusagen innerlich »ausprobieren«, wie Sie mit der einen oder der anderen Entscheidung leben würden, wie es sich anfühlt, wenn Sie sich für ein Leben mit diesem Kind entscheiden oder dafür, dieses Kind nicht weiter auszutragen.

Die erste Übung, die wir Ihnen vorstellen möchten, können Sie überall in Ihrem Alltag ausprobieren und dabei in der Vorstellung die Folgen der Entscheidung bereits einem Test auf Alltagstauglichkeit unterziehen.

Jetzt überprüfe ich meine Entscheidung im Alltag

Stellen Sie sich vor, dass Sie das Kind mit der diagnostizierten Behinderung bekommen haben und nun mit ihm leben.

• Sie bewegen sich als Mutter oder als Vater dieses Kindes durch Ihr Umfeld. Was begegnet Ihnen, wenn Sie mit diesem Gedanken im Hinterkopf durch die Straße laufen? Sehen Sie Menschen, die behindert sind oder krank? Nehmen Sie wahr, wie unterschiedlich alle Menschen sind?

- Wie gehen andere Mütter, Eltern mit ihren Kindern um? Was würden Sie anders machen und was gefällt Ihnen?
- Haben Sie, wenn Sie so durch Ihr Leben gehen, den Eindruck, dass es mit diesem Kind ebenso schön und sogar noch bereichert sein könnte?

Stellen Sie sich nun vor, das Kind nicht auszutragen. Was empfinden Sie dabei?

- Wie wird es sich anfühlen, wenn Ihr Baby und seine Bewegungen nicht mehr im Bauch zu spüren sind?
- Sind Sie erleichtert bei der Vorstellung, welche Last Ihnen von der Seele fällt und wie ausgeruht Sie sind, weil Sie in den Nächten wieder durchschlafen können?
- Lassen Sie Ihren Schmerz und Ihre Trauer zu? Sind Sie dennoch gleichzeitig zuversichtlich, weil Sie liebgewordenen Alltagsgewohnheiten, beruflichen Vorhaben und Freizeitaktivitäten weiterhin nachgehen können?

Für die zweite Übung brauchen Sie Zeit zu Hause und Ruhe, denn Sie machen eine innere Reise, sozusagen eine Fantasiereise. Wichtig ist dabei noch stärker als bei der ersten Übung, sich so konkret, so bildlich, sinnlich und fantasievoll wie möglich erst auf das eine und dann auf das andere »Ergebnis« der Entscheidung einzulassen und zu spüren, wie es Ihnen nach dem Schwangerschaftsabbruch ginge, beziehungsweise, wie mit diesem Kind, und welche unterschiedlichen Gefühle Sie wahrnehmen.

Sie sollten sich ungefähr 30 Minuten oder länger Zeit nehmen und möglichst ungestört sein, am besten machen Sie auch Ihr Telefon aus. Stellen Sie zwei Stühle auf, der eine symbolisiert den Abbruch, der andere steht dafür, dass die Schwangerschaft weitergeht. Setzen Sie sich dann zunächst bequem und entspannt auf einen dritten Stuhl oder Sessel, sodass Ihr Rücken angelehnt ist und Sie einen Halt verspüren. Wählen Sie ein Entscheidungsergebnis aus, auf das Sie sich zuerst einlassen wollen, und setzten Sie sich auf den dafür bestimmten Stuhl.

Lassen Sie sich Zeit, um sich einzustimmen und sich auf Ihr Empfinden zu konzentrieren. Stellen Sie sich vor, dass die Entscheidung gefallen ist. Welche Bilder steigen in Ihnen auf? Welche Worte fallen Ihnen ein? Lassen Sie sich ganz darauf ein, nehmen Sie Ihre Gefühle und Gedanken wahr, möglichst in Ruhe. Wenn es für Sie stimmig ist, halten Sie inne und lassen das nachklingen, was Sie gerade innerlich erlebt haben. Dann wechseln Sie auf den anderen Stuhl und üben das Gleiche dort.

Erster Stuhl: Ich habe mich für das Kind entschieden und bleibe weiter schwanger.
Ich spüre mein Kind in mir. – Ich spüre seine Bewegungen. – Ich habe keine Zeitnot. – Bis zur Geburt kann ich noch dieses oder jenes unternehmen. – Was wird die nächste Kontrolle bei Arzt oder der Hebamme bringen? – Vielleicht kann man im Ultraschall sehen, ob es ein Mädchen oder ein Junge wird? – Wir denken uns schon Namen aus. – Wie wird das Baby aussehen? – Ob es die Haarfarbe von mir bekommt oder eher seinem Vater ähneln wird? – Abends nach Feierabend schmieden wir gern Pläne für unser Kind, zusammen fallen uns erstaunliche Ideen ein, wie wir unseren Alltag gestalten werden. – Mit meiner Familie und einer Freundin kann ich meine Vorfreude teilen, auch wenn sich immer wieder auch Angst beimischt. – Wenn das Baby da ist, werde ich es stillen und wärmen. – Wir stellen erleichtert fest, wir haben ein kleines, süßes Baby. – Vielleicht muss es durch Mediziner und Spezialisten untersucht und versorgt werden? – Einige Tage nach der Geburt gehen wir nach Hause. – Unsere Familie und Freunde kommen und beglückwünschen uns zu unserem »besonderen Kind«.

Zweiter Stuhl: Ich habe mich für den Schwangerschaftsabbruch entschieden.
Noch spüre ich mein Kind in mir. – Ich weiß um seine Behinderung. – Aber die gemeinsame Zeit ist begrenzt. – Mit meinem Partner bin ich zu der Entscheidung gekommen, dass nur ein Schwangerschaftsabbruch für uns möglich ist. – Wir haben es uns nicht leicht gemacht, alle Argumente für und wider haben wir uns überlegt und auch mit engen Freunden darüber gesprochen. – Wir sind beide traurig, denn wir hatten uns doch auf das Kind gefreut. – Der Ter-

min für den Abbruch ist schon mit der Klinik ausgemacht. – Beim Vorgespräch war die Hebamme sehr freundlich und auch der behandelnde Arzt konnte auf unsere Fragen einfühlsam und respektvoll eingehen. – Ich bin traurig und kann mir nicht vorstellen, dass ich bald nicht mehr schwanger sein werde. – Noch habe ich einige Tage Zeit. – Nach Geselligkeit ist mir nicht zumute. – Ich brauche Ruhe und Wärme, Rückzug vom Alltagstrubel. – Neben meinem Partner ist eine Freundin da, mit der ich über meine Entscheidung reden kann. – Dabei werde ich immer sicherer und spüre deutlich, dass es der richtige Weg für mich ist. – Bald gehe ich in die Klinik und es ist gut, dass mein Partner mich begleitet. – Vom Arzt bekomme ich Medikamente, die die Wehen einleiten. – Es dauert lange, vielleicht einen ganzen Tag. – Die Wehen sind schmerzhaft. – Es ist ein körperlicher und seelischer Schmerz. – Will ich das Kind sehen, wenn es da ist? – Oder will ich es mir von der Hebamme beschreiben lassen? – Ich möchte ein kleines Andenken haben, vielleicht ein Foto, um mich später zu erinnern. – Wir werden das Baby liebevoll verabschieden. – Die Zeit danach wird voller Schmerz und Trauer sein. – Aber wir haben uns bewusst so entschieden und wir sind auch erleichtert. – Wenn einige Zeit vergangen ist, werden wir wieder gut weiterleben können.

Lassen Sie sich nach dieser Übung so viel Zeit, wie Sie brauchen, um sich zu orientieren und das Erleben nachwirken zu lassen. Vielleicht wollen Sie etwas aufschreiben oder malen. Vielleicht wissen Sie unmittelbar nach der Übung, wie die Entscheidung ausfallen soll, vielleicht wissen Sie es noch immer nicht. Mit dieser Übung können Sie dem, was für Sie stimmiger ist, etwas näherkommen.

Zu welcher Entscheidung Sie auch kommen, Sie haben sie verantwortungsvoll und gut bedacht gefunden, haben alle Informationen und persönlichen Befindlichkeiten abgewägt. Sie wissen um ihre weitreichende Bedeutung, auch wenn Sie sich konkret vielleicht noch nicht vorstellen können, wie Sie mit den Folgen der Entscheidung in der Zukunft leben werden. Vielleicht machen Sie aber auch gerade jetzt wertvolle Erfahrungen mit anderen Menschen. Nach unserer Erfahrung bilden sich in den Selbsthilfegruppen, besonders in dieser Zeit danach, tiefe neue Freundschaften.

Leid und Leidvermeidung

In der gesellschaftlichen Debatte um Möglichkeiten, Chancen und Risiken der Pränataldiagnostik steht der Begriff des menschlichen Leidens bzw. der Leidvermeidung im Mittelpunkt. Die Neuregelung des §218a StGB ermöglicht einen Schwangerschaftsabbruch wegen einer schweren Fehlbildung des Kindes, legt aber die Gefährdung der körperlichen und seelischen Gesundheit der Frau zugrunde.

So liegt es nahe, dass die Angebote der vorgeburtlichen Untersuchungen von vielen so verstanden werden, dass Leid zu vermeiden sei. Bei näherer Überlegung wird aber schnell deutlich, dass Leid generell nicht vermieden werden kann, allenfalls kann es in Abwägung der Möglichkeiten vermindert werden, denn ein ungünstiger Befund des Kindes in der Schwangerschaft kann heißen, eventuelles Leiden anzunehmen oder den leidvollen Weg der Beendigung der Schwangerschaft zu gehen.

Schnell wird klar, dass es eine Illusion ist, die Inanspruchnahme möglicherweise aller vorgeburtlichen Untersuchungen könnte zu einem leidfreien Leben verhelfen. Es verdeutlicht vielmehr das Dilemma der werdenden Eltern, wenn sie zu einer Abwägung von Leiden kommen wollen.

Die Weltgesundheitsorganisation (WHO) unterscheidet bei der Definition für Leiden in Schädigung, Funktionsbeeinträchtigung und Benachteiligung. Wenn Leiden mit Krankheit und Behinderung gleichgesetzt wird, ist deutlich, dass es sich nicht um objektive Kategorien handeln kann, sondern um eine Zuschreibung, die oftmals vorschnell gemacht wird. Menschen mit Behinderung setzen sich vehement zur Wehr, wenn ihre Behinderung mit Leiden gleichgesetzt wird. Leiden ist ein subjektiv erlebter Zustand, der auch seelischem Schmerz entsprechen und Hilflosigkeit, Verzweiflung und Machtlosigkeit beinhalten kann. Aber kann Leiden nicht auch als ein Beziehungsbegriff definiert werden, wenn ein kranker oder behinderter Mensch in einer Wechselwirkung mit seiner Umgebung auf unsere Hilfe und Unterstützung angewiesen ist und so in seiner

Unabhängigkeit eingeschränkt ist? Wenn wir diese Definition auf das Leben mit einem kranken oder behinderten Kind übertragen, wird deutlich, dass dieses zwar ein individuelles Schicksal sein kann, aber Leid vermeiden beziehungsweise vermindern zu unseren gesellschaftlichen Aufgaben gehört.

Von einer Schädigung geht man aus, wenn ein Kind krank ist, unter Schmerzen leidet, ihm etwas fehlt, es eventuell Medikamente benötigt, wir es trösten und mit ihm mitfühlen.

Die Funktionsbeeinträchtigung bezieht sich auf physische Einschränkungen, möglicherweise auf Unbeweglichkeit infolgedessen Betroffene auf einen Rollstuhl angewiesen sind und erst dann leiden, wenn zu viele Barrieren im Wege sind. Auch die Beeinträchtigung des Seh- oder Hörvermögens bedarf spezieller Hilfsmaßnahmen und kann dank medizinischer Hilfen und Technik sehr gut ausgeglichen werden.

Eine Benachteiligung bezieht sich dagegen eher auf die Ausgrenzung aus dem sozialen Leben, wirkt also von außen. Die oft problematische Suche von Eltern, für ihr Kind mit einer Einschränkung einen angemessenen Kindergarten- oder Schulplatz zu bekommen, ist bekannt und gehört in diese Kategorie.

Keine leichte Entscheidung?

Wenn also durch die pränatalen Untersuchungen eine Diagnose gestellt wird und damit ein schwerwiegender Befund des Kindes feststeht, ist ein Schwangerschaftsabbruch erlaubt. Die mögliche psychische und körperliche Belastung der Frau, ihre gegenwärtigen und auch zukünftigen Lebensverhältnisse sind die Basis der gesetzlichen Grundlage. Ein Schwangerschaftsabbruch ist gesetzlich zum Beispiel dann gebilligt, wenn eine Frau ein Kind mit einem Down-Syndrom erwartet. Im medizinischen Alltag ist dies inzwischen eine unangenehme Selbstverständlichkeit. In der gesellschaftlichen Wahrnehmung ist der Schwangerschaftsabbruch zwar akzeptiert, aber trotzdem ein Tabu, das gleich einer moralischen Schranke wirkt und lieber verschwiegen wird. Für die Frau beziehungsweise das Paar ist es eine Zerreißprobe zwischen rechtlicher Grundlage, gesellschaftlicher Sicht und ihrer inneren Verbundenheit mit dem Kind.

Die Entscheidungswege sind jedoch auch nach einer Diagnose noch offen und es liegt im Ermessen der Frau, den einen oder anderen Weg einzuschlagen. Das ist das Dilemma, in das Frauen, die werdenden Eltern, kommen, wenn durch alarmierende Untersuchungsergebnisse eine Entscheidung gefordert ist.

Professionelle Helfer haben die Verantwortung, Frauen in einer solchen Notlage mit dem nötigen Respekt vor der jeweiligen Entscheidung zu behandeln und ihnen den nötigen medizinischen und menschlichen Beistand zu geben. In der Verantwortung des Gesetzgebers liegt es, die Rahmenbedingungen zu schaffen, damit Frauen beziehungsweise Paare im Entscheidungsprozess angemessene Unterstützung durch eine psychosoziale Beratung nutzen können und als Familie mit einem behinderten Kind ausreichende finanzielle Hilfen bekommen. Nur so haben Frauen eine annähernd gute Basis und eine wirkliche Option für beide Wege. Die Frau muss sich entscheiden, es gibt keine Nicht-Entscheidung, sie hat die Qual der Wahl im wörtlichen Sinn.

Zählen Sie nur die Zeit für die aufwendigen und teilweise risikobehafteten Untersuchungen zusammen, werden Sie feststellen, dass von der ersten Untersuchung der Chorionzottenbiopsie ab der 10. Schwangerschaftswoche bis zur Nabelschnurpunktion, dem Doppler-Ultraschall ab der 20. Woche und dem Warten auf Untersuchungsergebnisse etwa ein Viertel bis ein Drittel der Schwangerschaftszeit vergangen ist. Manchmal werden Sie erst dann mit den Konsequenzen aus den Untersuchungsergebnissen konfrontiert, wenn von Ihnen eine einschneidende Entscheidung gefordert wird. Beruhigend ist jedoch, dass Schwangerschaft keine Krankheit ist und fast alle Schwangerschaften mit einer Geburt glücklich enden. Es gibt Hilfen, damit Ihr Glück durch den Risikoblick nicht gestört wird.

Entscheidungswege für Untersuchungen (PND) in der Schwangerschaft

Die folgende Übersicht soll Ihnen schematisch noch einmal beide Wege verdeutlichen:

PND – Nein
Ausgangspunkte:
Wunsch nach ungestörter Schwangerschaft
Keine Zeit für Untersuchungen und Wartezeiten
PND ist keine Garantie
Therapiemöglichkeiten sind zu gering
Überzeugung: Kind ist gesund
Nicht entscheiden müssen
Ethische oder religiöse Bedenken gegen Schwangerschaftsabbruch
> Unsicherheit bleibt

Gründe gegen Fruchtwasseruntersuchung
Angst vor Verletzung des Kindes
Angst, das Kind durch Eingriff zu verlieren, ist größer als vor Behinderung
vorangegangene Fehlgeburten, Schwierigkeiten schwanger zu werden

Bedenken – Unsicherheit
Angst vor Behinderung

Alternativen
Vorsorge beim Arzt ohne invasive Untersuchungen, die das Kind gefährden können
Ultraschallkontrolle in der 20. Woche
Psychosoziale Beratung, Hebammenvorsorge
Wissen, dass Restrisiko bleiben würde, Vertrauen stärken durch ungeteilte Annahme des Kindes
Bewegungen des Kindes werden wahrgenommen, damit vermindert sich Unsicherheit,
Mitteilung der Schwangerschaft an Freunde und Angehörige stärkt die Zuversicht

Fehlgeburt
Kann überraschend kommen

Geburt – Kind ist krank
Kind ist krank, muss eventuell behandelt werden

Geburt
Kinder zu ca. 95% gesund

PND – Ja
Ausgangspunkte:
Sichergehen, dass »alles in Ordnung ist«
PND ist üblich geworden
Sich auf eventuelle Behinderung einstellen und vorsorgen können
Angst vor Behinderung ist größer als das Kind zu verlieren
> Unsicherheit bleibt

Gründe für Fruchtwasseruntersuchung
Klarheit über feststellbare Behinderung
Verletzungsgefahr eher gering, ebenso Fehlgeburt
Abtreibung ist denkbar

Bedenken – Unsicherheit
Untersuchung kann auch gesundes Kind schädigen
Angst vor dem Eingriff, Angst eine Entscheidung treffen zu müssen, moralische
Bedenken, psychische belastende Wartezeit, Distanz zum Kind,
Mitteilung über Schwangerschaft an Freunde und Angehörige wird zurückgehalten

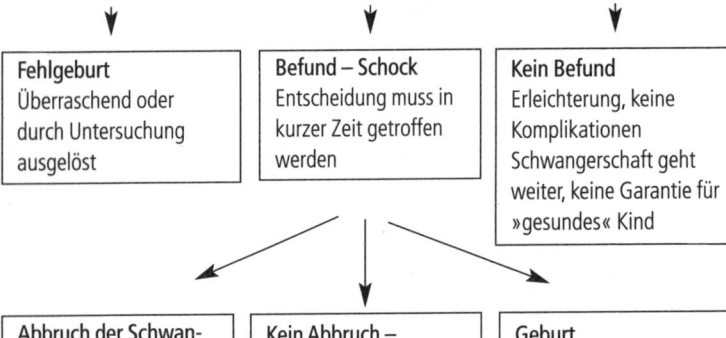

Fehlgeburt	**Befund – Schock**	**Kein Befund**
Überraschend oder durch Untersuchung ausgelöst	Entscheidung muss in kurzer Zeit getroffen werden	Erleichterung, keine Komplikationen Schwangerschaft geht weiter, keine Garantie für »gesundes« Kind

Abbruch der Schwangerschaft	**Kein Abbruch – Geburt – Kind ist behindert oder krank**	**Geburt**
Klinik, eingeleitete Geburt, Abschied von der Schwangerschaft/ dem Kind, Beerdigung Erleichterung und Schuldgefühle	Kind muss eventuell behandelt werden	Kinder zu ca. 95% gesund

Die Entscheidung für den Schwangerschaftsabbruch

Jeder Verlust eines Kindes, gleich zu welchem Zeitpunkt oder auch aus welchem Grund sein Leben aufhörte, ist immer eine schmerzliche Erfahrung, die mit einer tief greifenden Erschütterung verbunden ist. Die Frau in ihrer Schwangerschaft, das Paar, das zu Eltern werden wollte, und möglicherweise auch weitere Familienmitglieder sind nun in Trauer und enttäuscht.

Vielleicht wussten auch schon Freunde und Bekannte von der Schwangerschaft und es ist unangenehm und macht ratlos, wenn man überlegen muss, wie am besten erklärt werden kann, dass es keine »gute Hoffnung« mehr gibt. Es ist besonders schmerzlich, wenn das Glück zunächst im Freundes- oder Familienkreis mit anderen schwangeren Frauen oder Paaren geteilt wurde. Das ganze Leben ist durcheinandergeraten und muss neu geordnet werden.

Für alle Beteiligten ist ein Abbruch besonders in der fortgeschrittenen Schwangerschaft eine große Belastung. Ärzte, Hebammen und Krankenschwestern, obwohl gesetzlich legitimiert, sind ungeachtet ihres berufsethischen Zwiespaltes aufgefordert zu handeln.

Die Frau beziehungsweise das Paar, das sich zu einem Abbruch entschlossen hat, ist auf eine gute medizinisch und menschlich unterstützende Professionalität angewiesen. Respekt vor der Entscheidung und ein wohlwollendes soziales und medizinisches Umfeld sind Voraussetzung. Auch professionelles Handeln ist menschliches Handeln und geschieht in einem Kontext von gesellschaftlichen Normen und Werten, von menschlicher Zustimmung.

Rechtliche Voraussetzungen in Deutschland, Österreich und der Schweiz

Wenn in Deutschland eine schwerwiegende Beeinträchtigung des Kindes in der Schwangerschaft festgestellt wird, ist nach §218a des StGB ein Schwangerschaftsabbruch gesetzlich geregelt. Das Recht zu einem Abbruch beruht auf einer medizinischen Indikation. Diese medizinische Indikation bezieht sich auf die mögliche Belastung der Frau und ihre derzeitige Lebenssituation; das heißt, wenn ihr körperlicher oder seelischer Gesundheitszustand durch eine ungewöhnliche Entwicklung ihres Kindes gefährdet ist. Eine solche Voraussetzung muss ärztlich bescheinigt werden und gilt auch für die Kostenübernahme der Krankenkassen.

Im Herbst 2008 soll eine Ergänzung der gesetzlichen Grundlage umgesetzt werden. Die *Bundesärztekammer* (BÄK) und die *Deutsche Gesellschaft für Gynäkologie und Geburtshilfe* wollen sich mit der Bundesregierung dahingehend einigen, dass zwischen Beratung und Abtreibung mindestens drei Tage liegen. Außerdem soll das Gesetz Ärzte verpflichten, die Frauen umfassend medizinisch und psychosozial zu beraten und auf weitere Beratungsangebote hinzuweisen. Dies spiegelt wider, dass sich viele Frauen und ihre Partner eine Unterstützung in der Zeit vor, während und nach der Pränataldiagnostik in einer psychosozialen Beratung *außerhalb* des medizinischen Kontextes wünschen.

Seit dem 1. Januar 1975 ist der Schwangerschaftsabbruch in Österreich auf Verlangen der betroffenen Frau nach §97 des österreichischen Strafgesetzbuches straffrei, wenn dieser von einer Ärztin/einem Arzt nach einer umfassenden medizinischen Beratung und innerhalb der ersten drei Monate nach dem Beginn der Schwangerschaft vorgenommen wird. Nach den ersten drei Schwangerschaftsmonaten ist ein Abbruch aus medizinischen Gründen straffrei, wenn eine ernste Gefahr für die körperliche oder seelische Gesundheit der Frau besteht, wenn eine schwere geistige oder körperliche Schädigung des Kindes zu erwarten ist oder wenn die Frau zu dem Zeitpunkt, als sie schwanger wurde, das 14. Lebensjahr noch nicht vollendet hat.

Allerdings ist die österreichische Praxis des Schwanger-schaftsabbruches durch ein gesellschaftlich ablehnendes Klima, unzureichende Informations- und Zugangsmöglichkeiten ge-kennzeichnet. Die Kosten werden nur in Ausnahmefällen über-nommen und sind unterschiedlich hoch.

Seit dem 1. Oktober 2002 gilt in der Schweiz eine Fristenrege-lung, die besagt, dass in den ersten zwölf Wochen die Entschei-dung über den Abbruch einer ungewollten Schwangerschaft bei der Frau liegt. Ab der 13. Woche ist ein Abbruch zulässig, wenn er nach ärztlichem Urteil notwendig ist, um von der Frau die Gefahr einer schwerwiegenden körperlichen Schädigung oder einer schweren seelischen Notlage abzuwenden. Es gelten jedoch die jeweiligen kantonalen Ausführungsbestimmungen. Außerdem kommt hinzu, dass die Bereitschaft der Spitäler, einen Schwangerschaftsabbruch vorzunehmen, unterschiedlich ist. In den Kantonen steht ein einheitliches Formular zur Verfügung, auf dem die Frau mit ihrer Unterschrift den Abbruch ihrer Schwangerschaft in den ersten zwölf Wochen beantragen kann. Alle Kantone haben einen »Leitfaden« erarbeitet, der die Bera-tungs- und Hilfsstellen auflistet, an die sich Frauen bei Bedarf wenden können.

Gründe gegen die Fortsetzung der Schwangerschaft

Wenn die Eltern vom Tod des Babys plötzlich und unvorbereitet getroffen wurden, fühlen sie sich machtlos und dem Schicksal ausgeliefert. Es entstehen viele Fragen und Überlegungen über die möglichen Ursachen. Auch über ein vermeintliches eigenes Verschulden wird nachgeforscht, denn Eltern möchten wissen, ob sie etwas hätten verhindern können. Häufig werden keine Ursachen gefunden und Antworten bleiben aus.

Emotionale Gründe

Obgleich Sie durch etwaige Hinweise in der Schwangerenvorsorge vielleicht bereits eine bestimmte Ahnung hatten oder schon das eine oder andere Untersuchungsergebnis befürchtet haben, bringt die Mitteilung des Befundes von einem Moment zum andern das ganze Leben durcheinander. Es entstehen Angst und Ratlosigkeit und die Befürchtung, mit diesem Schicksalsschlag nicht anders fertig zu werden als mit einem Schwangerschaftsabbruch. Vielleicht hat die allgemeine Belastung in Ihrem Leben schon eine obere Grenze erreicht und Sie trauen sich nicht noch mehr zu. Auch Ihre momentane Lebenssituation, eine gefährdete Gesundheit oder wenig Lebensfreude durch erfahrene Schicksalsschläge, können ausschlaggebend sein, wenn Sie sich nicht auf weitere Ungewissheiten in Ihrem Leben einlassen können, die ein Kind mit einer Behinderung mit sich bringt.

Frauen wissen auch um die Herausforderung, die das Mutter-Sein in unserer Gesellschaft mit sich bringt und fühlen sich auch von daher in einer besonderen Verantwortung. Mit einem behinderten oder kranken Kind würden sich ihre bisherigen Lebensentwürfe verändern und vieles müsste neu geplant werden. Häufig sorgen sich Frauen und ihre Partner zusätzlich um die Belastung für ihre Beziehung. Deshalb entscheiden sich viele Paare gemeinsam, wenn auch mit zwiespältigen Gefühlen und möglichen Schuldgefühlen, für einen Schwangerschaftsabbruch.

Der Mann ist in einer anderen Situation, in einer eher passiven, hilflosen Lage, wenn sich die Partnerin für einen Schwangerschaftsabbruch entscheidet. Auch seine Hoffnung und Freude auf ein Kind sind enttäuscht und oft sieht auch er den Abbruch als die einzige Möglichkeit. Es kann für den Mann als sehr schmerzhaft empfunden werden, wenn auch er seine persönlichen, beruflichen und auch finanziellen Grenzen sieht und sich nicht in der Lage fühlt, seine Familie im Falle eines behinderten Kindes entsprechend zu unterstützen.

Die Veränderung von der Partnerschaft hin zum Eltern-Sein ist eine Herausforderung für die Zukunft, die selbst unter »normalen« Bedingungen mit vielen Unsicherheiten für die Beziehung verbunden ist. Wird aber in der Schwangerschaft schon eine Behinderung oder Krankheit des Kindes festgestellt, verändert sich die Lebensplanung erst recht einschneidend. Manche Paare fühlen sich überfordert, trauen sich diese Herausforderung nicht zu und befürchten, dass die Beziehung aus der Balance geraten oder zerbrechen könnte.

Die Verantwortung bezieht sich auch auf die Zukunft weiterer Kinder oder auf andere Familienmitglieder. Eltern wollen ihren größeren Kindern kein Familienleben mit behinderten Geschwistern zumuten. »Wer trägt Sorge und Verantwortung für ein behindertes oder krankes Kind, wenn wir nicht mehr da sind?«, das ist eine berechtigte Frage. Aber auch schon in der gegenwärtigen Situation würde die Pflege und Betreuung eines möglicherweise schwer kranken Kindes sehr viel Kraft kosten und den Alltag der gesamten Familie bestimmen. Das Familienleben erfordert möglicherweise eine völlig neue Alltagsplanung. Wenn erbliche Belastungen vorliegen, spielen zudem Angst vor einem Makel und Scham eine Rolle.

Umgang mit Leid und Krankheit

Es kann unter ungünstigen Umständen absehbar sein, dass Ihr Kind Operationen, dauerhafte medizinische Behandlung und längere Krankenhausaufenthalte ertragen muss und möglicherweise unter Schmerzen leidet, und das kann eine unerträgliche Vorstellung sein, die Sie mit-leiden lässt. Auch eine dauerhafte Pflege zu Hause und die erforderliche gesundheitliche Fürsorge sind den meisten Frauen fremd, und dann fühlen sie sich dieser Aufgabe nicht gewachsen. Hinter der Sorge: »Dieses Leid will ich meinem Kind ersparen«, mögen sich die eigenen Ängste und Nöte verbergen und doch befürchten die Betroffenen die eigene Überforderung, wenn sie an die Zukunft denken.

Die finanzielle Lage

In der Zeit Ihrer Familienplanung können Sorgen um die zukünftige finanzielle Belastung einen großen Raum einnehmen, denn die Veränderung bringt natürlich finanzielle Folgen mit sich. Eine größere Wohnung könnte notwendig werden und Ihr gemeinsamer Verdienst kann sich durch eine geplante Teilzeitarbeit verkleinern. Falls vorauszusehen ist, dass Sie ein pflegebedürftiges Kind erwarten, können zusätzliche und unberechenbare Ausgaben entstehen. Denn je nach Krankheit oder Behinderung ist die Beteiligung durch Krankenkassen oder andere zuständige Stellen oft unklar, und Eltern fürchten die Auseinandersetzung mit den möglichen öffentlichen Kostenträgern und bürokratische Hürden, wenn sie auf finanzielle Hilfen angewiesen sind. Wenden Sie sich an Ihren Gynäkologen, er informiert Sie umfassend, wie Sie Ihre finanziellen Ansprüche beispielsweise bei Krankenkassen geltend machen können.

Auch organisatorische Bedingungen können Ihnen Kopfzerbrechen machen, wenn beispielsweise weite Wege zwischen dem Wohnort und den Behandlungsmöglichkeiten liegen, noch weitere Kinder zu Hause sind und für das nun zu erwartende mehrmals wöchentlich eine Krankengymnastik notwendig wäre.

Schweregrad der Behinderung

Bei sehr seltenen Fehlbildungen, die in der Schwangerschaft festgestellt werden, sind die Lebenschancen gering und eine Heilung ist ausgeschlossen. So kann es für Sie eine unerträgliche Vorstellung sein, mit einem Kind, das am Rande der Lebensfähigkeit ist, weitere Wochen oder Monate schwanger zu sein, denn bei seltenen schweren Beeinträchtigungen stirbt es möglicherweise in der Schwangerschaft oder kurz nach der Geburt. Wenn Sie sich damit am Rande Ihrer physischen und psychischen Belastbarkeit fühlen, kann ein baldiger Schwangerschaftsabbruch für Sie als einziger Ausweg gesehen werden.

Ethik und Moral

Wie vielen anderen Frauen und Paaren auch, stellt sich Ihnen die Frage nach der Schuld, wenn Sie sich für einen Schwangerschaftsabbruch entscheiden. Wie Sie damit umgehen, hängt im Wesentlichen von Ihren eigenen Wert- und Moralvorstellungen ab, aber auch von der vorherrschenden Meinung Ihrer Umgebung. Es ist prägend, mit welchen Werten und Normen wir groß geworden sind. Nun sind werdende Eltern herausgefordert, sich selbst eine Meinung zu bilden, als Erwachsene zu handeln und auch für ihr Handeln Verantwortung zu übernehmen. Die Diskussion um die Konsequenzen, die ein auffälliger Befund in der Schwangerschaft mit sich bringt, ist eine Herausforderung und eine Bewährungsprobe. Sie sind gezwungen, alle Werte und Normen, die Ihr Leben bisher bestimmt haben, neu zu überdenken. Möglicherweise kommen Sie auch zu einer neuen persönlichen Bewertung von Ethik und Moral, wenn Sie sich für den Schwangerschaftsabbruch aufgrund Ihrer Notlage entschieden haben. Die rechtliche Grundlage stärkt dann und kann trotz ambivalenter Gefühle ermutigen, dass ein Schwangerschaftsabbruch der richtige Weg ist. Manche werdende Eltern haben Probleme mit der generellen Verallgemeinerung des Miteinanders in der Gesellschaft, wenn die Debatte um den Schwangerschaftsabbruch geführt wird. Einerseits sind Befürchtungen, das »Klima in der Gesellschaft könnte kälter werden«, berechtigt, aber wie bei fast keinem anderen Thema sensibilisiert es auch die verschiedensten Notlagen, in die Menschen hineingeraten, zu verstehen und zu respektieren.

Umgang mit Behinderung – Integration oder Ausgrenzung?

Das persönliche Leid kann immer auch im Spiegel des gesellschaftlichen Umgangs mit Krankheit und Behinderung gesehen werden. Eltern nehmen wahr, welche alltäglichen Hürden für

Menschen mit Einschränkungen bestehen, und sehen sich möglicherweise zukünftig auch betroffen. »Wie verändert sich unser Ansehen in der Nachbarschaft, auf der Straße, oder wenn wir mit einem behinderten Kind in ein Restaurant gehen?«, fragen sich die Eltern. Sie fürchten, oftmals nicht zu Unrecht, ausgegrenzt zu werden, möglicherweise sogar im Freundeskreis. Es entstehen schnell Minderwertigkeitsgefühle und eine Scheu, wie gewohnt am öffentlichen Leben teilzunehmen. Eltern fürchten, die Schwierigkeiten allein tragen zu müssen und fühlen sich nicht in ausreichendem Maße von der Gemeinschaft unterstützt.

Wenn das Paar keine gemeinsame Entscheidung treffen kann

Wie auch immer Sie handeln werden, für die Partnerschaft ist es eine noch größere Belastungsprobe, wenn Sie sich trotz allen Überlegungen und Argumenten für und gegen den Abbruch der Schwangerschaft nicht mit Ihrem Partner einigen können, wenn Sie beide zu keiner gemeinsamen Entscheidung kommen. Letzten Endes werden Sie als Frau entscheiden, aber hoffen, dass Ihr Partner an Ihrer Seite ist und Sie seinen Beistand voll und ganz erleben können.

Als werdender Vater wiederum sind Sie handlungsunfähig, wenn sich abzeichnet, dass sich Ihre Partnerin für einen Abbruch der Schwangerschaft entscheidet und Sie nicht damit einverstanden sind. Das kann sehr wehtun, denn es ist auch eine Entscheidung gegen Ihr gemeinsames Kind, auf das Sie sich gefreut haben. Vielleicht können Sie mit Ihrer Partnerin darüber weiter sprechen, ohne sie zu bedrängen, und versuchen, ihre Beweggründe nachzuempfinden und sich in ihr Leid hineinzuversetzen. Es kann hilfreich sein, all die auf den letzten Seiten genannten Gründe noch einmal sorgfältig durchzugehen und dabei darauf zu achten, welche Möglichkeiten Sie als Mann haben, um Ihre Frau zu entlasten. Stellen Sie sich so konkret wie möglich vor, was Sie gegebenenfalls beitragen können. Wären

Sie imstande, Ihr Leben so zu verändern, dass es realistisch wird, die Aufgabe, ein behindertes Kind großzuziehen, gemeinsam zu bewältigen? Das ist zunächst in die Zukunft gedacht, und doch können Sie jetzt schon, ganz konkret im Alltag, dafür Sorge tragen, dass Sie Ihre Partnerin in dieser schwierigen Lebenssituation unterstützen.

Wenn Sie nicht übereinkommen, ist es empfehlenswert, professionelle Hilfe, beispielsweise eine Paarberatung, aufzusuchen. Es ist die Möglichkeit, mithilfe einer Person, der Sie beide vertrauen können, in einem klärenden, aufrichtigen Gespräch zu gegenseitigem Verständnis zu kommen.

Vielleicht finden Sie Ihre Lebenssituation in dem einen oder anderen der aufgeführten Gründe wieder oder ergänzen sie durch Ihre ganz persönlichen Überlegungen. Vielleicht ist es auch die Summe aus mehreren Gründen, die Sie handeln lässt? Wichtig ist, dass Sie *Ihre* Gründe herausfinden und sie annehmen können. Wenn Sie sich alles gründlich überlegt haben, ist es Ihre Entscheidung, die aus Ihrer gegenwärtigen Lebenssituation heraus entstanden ist – es gibt dann kein Richtig oder Falsch und was Sie tun, verlangt keine Rechtfertigung.

Abbruch nach einem Befund

Mit diesem Entschluss ist Hoffnung auf Erleichterung verbunden, denn Enttäuschung und Ausweglosigkeit haben zu dieser Entscheidung geführt. Meist sind die Nerven strapaziert, schlaflose Nächte und möglicherweise Albträume bringen Sie an den Rand Ihrer physischen und psychischen Möglichkeiten und nichts erscheint sehnlicher, als diesen Zustand schnell zu verändern, um »erlöst« zu werden. Noch ist es nicht fassbar, dass der Abschied endgültig ist. Durch den Entschluss ist die innerliche Trennung vom Kind oft schon vorweggenommen. Die körperliche und seelische Gemeinsamkeit, dieses Einssein, ist gestört und eine Distanz wird spürbar. Im Chaos der Gefühle vermischen sich Schmerz, Enttäuschung, Trauer, Ablehnung und häufig Wut über diesen Schicksalsschlag. Gleichzeitig empfinden Sie vielleicht auch nach wie vor liebevolle Gefühle für dieses Kind, auf die Sie sich aber nun gar nicht mehr tief einlassen wollen. Das Zusammensein mit dem Kind ist begrenzt und es bleibt nur noch eine absehbare gemeinsame Zeit, in der Sie sich so konkret wie möglich auf den Abbruch vorbereiten wollen.

Ist das Ihre Situation? Nachdem Sie sich nochmals gründlich alle wichtigen Information über die Art und Schwere der Erkrankung oder Behinderung vergegenwärtigt haben, ist der Abbruch der Schwangerschaft entschieden. Vielleicht haben Sie auch die Möglichkeit wahrgenommen, sich nochmals genauestens mit Spezialisten verschiedener Fachrichtungen über die Diagnose und ihre Bedeutung zu beraten, um in Ihrer Entscheidung sicherzugehen. Auch wenn das Untersuchungsergebnis zunächst Panik ausgelöst hat, ist es nicht gut, übereilt zu handeln. Wenn es möglich ist, sollte zwischen der Diagnose und dem Abbruch eine Zeitspanne von etwa zwei Wochen liegen, damit Sie bei allem Auf und Ab der Gefühle, bei aller verständlichen Ambivalenz, in Ihrem Entschluss sicher werden. Andererseits besteht bei zu langem Zögern die Befürchtung, dass es für den geplanten Abbruch zu spät werden könnte, ein Wettlauf mit der Zeit und Ihrer Not.

Die Zeit zwischen Entscheidung und Abbruch

Oft verspüren betroffene Frauen das Bedürfnis, dieser belastenden Situation auszuweichen und den weiteren Ablauf der Klinik zu überlassen. Manchen Frauen hilft es, sich so konkret wie möglich vorzubereiten. Denn bei einer fortgeschrittenen Schwangerschaft erfolgt der Abbruch durch eine eingeleitete Geburt, das ist sowohl körperlich als auch seelisch belastend. Es ist empfehlenswert, dass Sie nicht unvorbereitet in diese außergewöhnlich schwierige Situation hineingehen. Es kann Ihnen helfen, sich bei einer erfahrenen Geburtsvorbereiterin über den Geburtsablauf, mögliche Routinemaßnahmen, den Umgang mit

Angst und Wehenschmerzen und mögliche andere Themen zu informieren. Eine konkrete Vorbereitung kann Ihnen helfen, sich aktiv körperlich und seelisch dem anzunähern, was auf Sie zukommt. Denn es ist Ihr Vorhaben und Sie befinden sich nicht in der Opferrolle. Vielleicht vermischt sich mit der Enttäuschung und Trauer auch eine gewisse Erleichterung? Alle diese Gefühle sind verständlich. Sie haben sich diesen Schritt reiflich überlegt und übernehmen für Ihr Leben und eigenständiges Handeln die Verantwortung.

Vorbereitung auf den Klinikaufenthalt

Für alle beteiligten Berufsgruppen, Ärzte, Hebammen und Krankenschwestern, ist ein später Schwangerschaftsabbruch eine große Belastung, weil sich die Einzelnen möglicherweise in einem berufsethischen Zwiespalt befinden und dennoch verpflichtet sind, Ihnen gemäß Ihrer Entscheidung zu helfen. In Ihrer Notlage brauchen Sie Respekt vor Ihrer Entscheidung und sind auf eine medizinische Betreuung und menschlichen Beistand angewiesen.

Wenn Sie die Wahl haben, können Sie die Klinik unter den Gesichtspunkten auswählen, die Ihnen wichtig sind. Vielleicht ist es wegen der erwünschten Anonymität besser, eine Klinik in einer Großstadt zu wählen als in einem kleineren Ort. Vergewissern Sie sich, dass Sie zunächst auf einer gynäkologischen Abteilung aufgenommen werden, damit sie räumlich von einer Entbindungsstation getrennt und ungestört sind.

Damit Ihr Partner Ihnen eine Hilfe sein kann, muss auch er gut für sich selbst sorgen. In manchen Kliniken stellt man ein Bett gegen einen Aufpreis zur Verfügung, damit er bei Ihnen ist, wenn der Abbruch länger dauert. Im Vorgespräch in der Klinik können Sie Fragen zum medizinischen Ablauf klären, sich darüber informieren, wer den Schwangerschaftsabbruch betreut, wie er gemacht wird und mit welchen Schmerzmitteln Sie rechnen können. Es kann unnötig belastend für Sie sein, wenn eine erneute Befunderhebung zur Bestätigung der Diagnose notwendig ist und ein nochmaliger Ultraschall gemacht wird. Wenn dann noch andere Interessierte, beispielsweise Studenten mit zuschauen wollen, kann das unerträglich und verletzend sein. Wehren Sie sich gegen diese Zumutung. Möglicherweise ist das eine wichtige Aufgabe für Ihren Partner, diese und andere äußere Störungen von Ihnen fernzuhalten.

In manchen Kliniken steht ein psychologischer Dienst oder die Krankenhausseelsorge zur Verfügung. Vielleicht brauchen Sie einen Gesprächspartner in der Klinik, dem Sie sich vor Ort mitteilen können.

Die Schwangerschaftsdauer bestimmt die Methode des Abbruchs

In den ersten 12 bis etwa 14 Schwangerschaftswochen kann der Schwangerschaftsabbruch durch die Absaugmethode durchgeführt werden. Das geschieht entweder in örtlicher Betäubung des Muttermundes oder in Vollnarkose. Es ist gut, im Voraus zu überlegen, was weniger belastend für Sie ist, besprechen Sie sich unbedingt mit dem behandelnden Arzt. In der Regel dauert der Eingriff etwa zehn Minuten und es folgt eine Ausschabung unter Narkose. Auch wenn die Frauen nach einigen Stunden in Begleitung nach Hause gehen können, ist es gut, sich möglichst einige Tage Ruhe zu gönnen. Auch wenn es nur eine kurze Zeit der »guten Hoffnung« gewesen ist, ist es doch ein schmerzhafter Verlust und eine körperliche Umstellung.

Ein Abbruch in der Schwangerschaft wird ab etwa der 14. Schwangerschaftswoche anders behandelt. Das Kind muss vor der Lebensfähigkeit außerhalb des Mutterleibes geboren werden. Ein Geburtsprozess wird eingeleitet und verlangt von der Frau ein aktives Mitwirken. Es ist ein körperlich und seelisch quälender Prozess, der einige Stunden, aber auch Tage dauern kann. Die Gebärmutter ist in dieser Zeit verschlossen und auf Wachsen eingestellt und nicht auf Loslassen und Gebären. Um

Wehen anzuregen, werden Medikamente und Hormone in Form von Zäpfchen an den Muttermund gegeben.

Frauen müssen medizinisch gut begleitet werden, denn es kann zu Kreislaufproblemen und anderen Nebenwirkungen der Medikamente kommen. Die entstehenden Unterleibsschmerzen werden mit Schmerzmitteln oder auch mit einer Rückenmarksbetäubung gelindert. Manchmal ist ein Wehentropf notwendig, damit es zur Geburt des Kindes kommt.

Der Schmerz macht den Abschied nochmals körperlich erfahrbar. Manche Frauen empfinden diesen körperlichen Schmerz auch als einen Ausdruck des seelischen Leidens. Je nachdem, wie weit die Schwangerschaft fortgeschritten ist, wird anschließend in Vollnarkose eine Ausschabung gemacht. Um zu verhindern, dass es in einigen Tagen nach der Geburt zur Milchbildung kommt, werden vorbeugend Medikamente gegeben. Manchmal vergegenwärtigt die Brust nochmals schmerzlich, dass der Körper auf ein Kind vorbereitet war.

Die körperliche und hormonelle Veränderung nach der Geburt ist ebenfalls spürbar, es kann zu schmerzhaften Nachwehen kommen und es dauert einige Zeit, bis sich der Körper wieder normalisiert hat. Mehr noch als bei einer körperlichen Krankheit brauchen Frauen zur Genesung in der nächsten Zeit Ruhe und genügend Unterstützung.

Bei sehr schwerwiegenden Beeinträchtigungen des Kindes und wenn eine Behinderung erst sehr spät festgestellt wurde, kann in manchen Kliniken ein *Fetocid* gemacht werden, eine schreckliche Möglichkeit des späten Schwangerschaftsabbruchs. In das Herz des Kindes oder in die Nabelschnurvene wird ein Medikament gespritzt, damit es den Abbruch nicht überlebt. Sollte das bei Ihnen nötig sein, sichern Sie sich vorher alle mögliche Unterstützung und gestehen Sie sich zu, dass Sie um dieses Kind und wegen der Art seines Schicksals trauern.

Die Zeit danach – Kennenlernen und Abschied sind eins

Schon im Vorhinein machen Sie sich sicherlich Gedanken, ob Sie Ihr Kind sehen möchten und wie der Abschied gestaltet werden kann. Sprechen Sie mit dem betreuenden Arzt und der Hebamme darüber, welche Möglichkeiten in der Klinik bestehen. Manche Eltern fürchten sich, ein totes Baby zu sehen, und haben Angst, dass die emotionale Bindung dann noch einmal aufflammt. Wenn eine Fehlbildung besteht, kann die Fantasie beängstigend sein, viele fürchten, das Aussehen des Kindes könnte sie erschrecken. Vielleicht reicht Ihnen ein Foto oder ein kleiner Fußabdruck als Erinnerung und als Zeichen seiner Existenz. Die können in den Akten hinterlegt werden, sodass Sie später, wenn Sie sich dafür bereit fühlen, die Möglichkeit haben, sich ein Bild zu machen. Vielleicht kann Ihnen die Hebamme Ihr Kind zunächst auch liebevoll beschreiben, es in ein von Ihnen mitgebrachtes weiches Tuch einhüllen oder in ein sogenanntes Moseskörbchen betten.

Der Anblick des toten Kindes ist schmerzlich, aber wenn Sie Ihr Kind betrachten und es möglicherweise im Arm halten, lernen Sie seine Einzigartigkeit kennen und sind vielleicht überrascht und entdecken, anders als befürchtet, etwas Schönes an ihm. Wenn die Behinderung nicht sichtbar ist, sehen Sie vielleicht ein sehr kleines, äußerlich heiles Baby. Das sind unwiederbringliche und traurige Momente, in denen kleine Rituale tröstlich sein können. Eine Kerze kann als würdevolles Zeichen angezündet werden. Manche Eltern wünschen sich eine Segnung durch den Krankenhausseelsorger und geben ihrem Kind einen Namen, der auf eine vorbereitete Karte geschrieben wird. Das kann bedeutsam sein, denn damit ist Ihr Kind nicht mehr anonym, und sein Name hilft, sich später zu erinnern.

Durch die vorgeburtlichen Untersuchungen wurde bereits ein Befund erhoben, der die rechtliche Grundlage für den Abbruch sicherte, und Sie können entscheiden, ob eine erneute Bestätigung, eine Obduktion sinnvoll ist. Sie werden zumindest um ein schriftliches Einverständnis gebeten, das Sie innerhalb der nächsten zwölf Stunden widerrufen können. In manchen Fällen mag eine nachträgliche Untersuchung angebracht sein, insbesondere dann, wenn es sich um einen unklaren Befund handelt oder erbliche Ursachen herausgefunden werden sollen. Für die weitere Familienplanung kann es von Bedeutung sein, wenn Sie Klarheit über eine mögliche erbliche Belastung haben wollen.

Es ist allzu verständlich, wenn Sie diese traurigen Zeiten schnell hinter sich lassen wollen. Vielleicht finden Sie diese Vorschläge auch befremdlich, aber die folgende Zeit der Trauer kann erleichtert werden, wenn Sie diesen Tod annehmen und nicht leugnen oder verdrängen, denn ohne Abschied zu nehmen, fällt ein Neubeginn schwer.

Einen Ort der Trauer finden

Eltern wollen nachvollziehen und bestimmen, was mit ihrem Kind weiterhin geschieht. Manche Eltern haben das Bedürfnis, ihr Kind zu beerdigen. Sie können der Trauer durch einen selbst gestalteten Abschied ein persönliches Gesicht geben. Das Bestattungsrecht der Länder liegt in der Kompetenz der Bundesländer und die Umsetzung ist davon abhängig, welche behördlichen Regelungen in den örtlichen Gemeinden gelten. Die Auskünfte der jeweiligen Beerdigungsunternehmen sind oft unklar. Bei einer Selbsthilfegruppe in Ihrer Nähe können Sie eine genauere Auskunft erhalten.

Es gibt generell verschiedene Möglichkeiten, Ihr Kind zur Ruhe zu betten, und je nach Ihren Vorstellungen kann die Beisetzung auch im Familiengrab stattfinden. Ein hilfreiches Ritual, um Abschied zu nehmen und um einen Platz für die Trauer zu haben, ist die Beerdigung. Auf manchen Friedhöfen sind besondere Plätze für Kindergräber vorgesehen und manche Kliniken stellen auch ein Gräberfeld zur Verfügung, dafür brauchen die Eltern kein eigenes Grab zu pachten. Manche Eltern geben dem

Kind auf seiner letzten Reise etwas mit. Das kann ein Abschieds-
brief sein, in dem sie schreiben, was sie gerne mit ihm erlebt hätten, und mitteilen, wie es ihnen jetzt geht. Geschwisterkinder
können ermuntert werden, sich daran zu beteiligen, zum Beispiel etwas zu malen oder auch ein Spielzeug mit in das Grab zu
legen.

Wenn Sie die Beerdigung der Klinik überlassen wollen, erkun-
digen Sie sich, um die genaue Handhabung zu erfahren. Vielleicht können nahestehende Freunde Sie entlasten und Ihnen
etwas von den erforderlichen bürokratischen und behördlichen
Angelegenheiten abnehmen.

Jeder trauert anders

Wie auch immer es zum Verlust des Babys gekommen sein mag
und zu welchem Zeitpunkt seiner Entwicklung es gehen musste,
eines haben alle verwaisten Eltern gemeinsam: die Trauer um das
verlorene Kind. Jedes beteiligte Familienmitglied erlebt den Verlust auf seine Weise, denn Trauer ist immer eine persönliche Erfahrung und jeder geht anders damit um. Für alle ist »die Zeit danach« in besonderer Weise wichtig. Speziell für die Frau ist noch
nicht vorstellbar, wie das Leben weitergehen kann, und es braucht
Zeit, Mut und vielfältige Unterstützung, damit nach der Leidens-
und Trauerzeit ein neuer Lebensabschnitt beginnen kann.

Der erfahrene Psychotherapeut Jorgos Canacakis ist seit vielen Jahren mit Trauerverarbeitung vertraut und ermutigt Frau-
en, ja appelliert an sie, sie mögen nach Fehlgeburt, Totgeburt
oder Schwangerschaftsabbruch die dazugehörige Trauer nicht
ignorieren. Denn, so seine Erfahrung, sie würden sonst ihre
Gesundheit durch eine kaum merkliche innere Spannung gefährden.

Auch wenn ein gewisser Zwiespalt Ihre Gefühle nach einem
Schwangerschaftsabbruch anhält, ist es normal zu trauern, denn
es ist die Klage über Ihr verlorenes Kind. So wie Sie als Frau mit
Leib und Seele umfassend schwanger waren und sich als werden-

de Mutter fühlten, empfinden Sie auch jetzt den Verlust körperlich und gefühlsmäßig in besonderer Weise. Nach der Anstrengung von Schwangerschaft und Geburt brauchen Sie Zeit und Ruhe, um sich zu erholen. Jede Geburt ist mit körperlichen und hormonellen Veränderungen verbunden und so dauert es einige Zeit, bis sich der mütterliche Körper wieder stabilisiert hat. Ruhe, Achtsamkeit und Pflege des Körpers unterstützen auch Ihre seelische Balance. Von manchen Frauen wird das Schicksal als gnadenlos und ungerecht empfunden. Die Realität ist noch nicht fassbar, Schmerz und Sehnsucht nach dem verlorenen Kind bestimmen den Alltag. Durch die Trauer verfallen manche Frauen in Trostlosigkeit und Leere, suchen Schutz und möchten sich am liebsten einigeln, in ein Schneckenhaus verkriechen. Bei anderen wiederum fließen Tränen, es entstehen Ruhelosigkeit und eine Wut, die sich auf verschiedene Personen, beispielsweise auf den Arzt oder die Hebamme richten kann, denen aus der eigenen Hilflosigkeit und Not heraus Versäumnisse zugeschrieben werden. Alle diese Gefühle sind verständlich, auch wenn sie unlogisch erscheinen und für die Mitmenschen belastend sind. Auch wenn Verlust und Trauer sich bei jedem Menschen im zeitlichen Verlauf und in der Intensität unterschiedlich auswirken, kann doch davon ausgegangen werden, dass es gewisse Gemeinsamkeiten im Verlauf des Trauerprozesses gibt.

Rückzug und Öffnung – ganz so, wie es für Sie stimmt

In der Phase der Zurückgezogenheit nehmen trauernde Menschen die Umwelt um sich herum oft nicht wirklich wahr. Wenn die Schwangerschaft bisher nicht bekannt war und/oder der Abbruch nach einem Befund selbst entschieden wurde, ist es für manche Paare ein Tabu, darüber zu sprechen, denn sie fürchten Vorbehalte und Unverständnis. Verlust und Trauer sind dann aber schwerer zu vermitteln und für andere Menschen, beispielsweise am Arbeitsplatz, nicht zu verstehen.

Doch auch, wenn Sie sich dazu äußern wollen, was geschehen ist, ist ein behutsamer Umgang mit dem Thema notwendig, um sich vor Missbilligung, oberflächlichen Rezepten und verletzenden Äußerungen zu schützen. In der näheren Umgebung ist es den Menschen meistens unangenehm, manchmal sogar unheimlich, weil sie nicht wissen, wie sie mit Ihnen umgehen können. So ziehen sich viele aus Hilflosigkeit und der Angst, etwas Falsches zu sagen, zurück. Wenn es Ihnen möglich ist, auf Ihr Gegenüber zuzugehen und das zu sagen, was Ihnen wichtig erscheint, kann das Eis oft gebrochen werden. Können Sie selbst einen Schritt machen und mit den Personen, die Ihnen am Herzen liegen, reden? Es kann heilsam sein, immer wieder von sich erzählen zu dürfen, und jemanden zu haben, der zuhört und versteht. Vielleicht sind Sie auch überrascht, von Menschen Verständnis und Solidarität zu bekommen, von denen Sie es nicht erwartet hätten.

Als Paar gemeinsam trauern

Auch der Partner trauert auf seine Weise. Männern wird nach diesem schweren Schicksalsschlag meistens zugemutet, ohne Unterbrechung wieder im Alltag zu funktionieren. Gefühle wahrzunehmen und zu zeigen, ist ihnen selbst meist ungewohnt und es wird auch nicht erwartet. Aber auch seine Hoffnung und die Freude auf ein Kind sind zerstört worden. Diese Gefühle wollen wahrgenommen werden, auch er braucht Trost, denn obwohl seine Bindung zu dem Kind eine andere war, ist der Verlust schmerzlich und kann intensiv empfunden werden. Manche Männer sind von der Dauer und Intensität der Gefühle ihrer Frau und ihrer Bedürftigkeit überfordert, fühlen sich hilflos und möchten sich am liebsten zurückziehen.

Es ist nicht leicht, doch es lohnt, wenn Sie sich als Paar bemühen, sich in Ihrer unterschiedlichen Art der Trauer zu verstehen und zu respektieren. Wenn Sie sich überfordert fühlen, suchen Sie nach einer geeigneten Unterstützung, die Ihnen beiden gerecht wird. Denn aus einem vormals hoffnungsfrohen Paar sind trauernde Eltern geworden, das kann zu einer Krise führen, besonders dann, wenn Sie beide in Sprachlosigkeit verharren. Durch diese tiefgreifende traurige gemeinsame Erfahrung können Sie aber auch zu einer neuen, verbindenden Nähe kommen.

Es ist ein gemeinsames trauriges Erlebnis, wenn ein Paar sein Baby verliert. Der Schmerz ist groß und löscht bei den verwaisten Eltern die Hoffnung aus, in einer gemeinsamen Zukunft als Familie leben zu können. Das Paar konnte nicht Eltern werden, die Frau nicht Mutter und der Mann nicht Vater. Es ist eine der schlimmsten Prüfungen, die ein Paar erleben kann. Beide sind zutiefst verletzt und gehen je nach ihren Möglichkeiten unterschiedlich mit der Situation um. Zum einen ist es Ausdruck dessen, wie Sie als Paar leben und welchen Kontakt und Austausch Sie miteinander pflegen, zum anderen aber führt auch Ihre Unterschiedlichkeit als Mann und Frau zu einem je anderen Trauerverhalten. Gefühle werden anders wahrgenommen und gezeigt, und so findet auch die Trauer ihren jeweiligen unterschiedlichen Ausdruck. Wenn die Frau nach dem schrecklichen Ereignis eher wie gelähmt ist, geht der Mann das Problem lieber aktiv an, ist in seinem Alltag engagiert und will etwas zur Bewältigung beitragen. Das ist nicht besser oder schlechter als der Weg der Frau, sondern zeigt zunächst die andere Ausgangsbasis.

Grundsätzlich gehen beide unterschiedlich mit Gefühlen um. Für die meisten Frauen ist es selbstverständlich, Gefühle zu äußern. Männer hingegen haben es damit schwerer, werden sie doch schon von früh auf dahingehend erzogen, Gefühle nicht zu zeigen, sie haben die Befürchtung, dann als »unmännlich« zu gelten. In der gemeinsamen Trauerzeit nun kann es zu Unverständnis und gegenseitigen Verletzungen kommen, wenn beide davon ausgehen, dass der jeweils andere so mit der Situation umgehen muss wie man selbst.

Lutz Wessel, Psychotherapeut und Männerarzt, weist darauf hin, dass jeder das tut, was er mit den ihm zur Verfügung stehenden Mitteln kann. Er ermutigt Paare, für die Unterschiedlichkeit Verständnis und Respekt zu haben, um sie jeweils für die Situation gewinnbringend zu nutzen. Dann kann in der Unterschiedlichkeit eine Ergänzung liegen, der Respekt für den anderen.

In der Bereitschaft, die jeweiligen Stärken zuzulassen, kann das Paar im Zusammenhalt gestärkt werden. Der Mann leistet seiner Frau im besten Falle Beistand und gibt ihr Halt und Schutz, den sie in ihrer körperlich und seelisch angeschlagenen Verfassung dringend braucht und meist auch gern annimmt. Seine rationalen Erklärungen sind ein Versuch, die Katastrophe zu verstehen, aber dahinter verbirgt sich auch sein Schmerz, für den es vielleicht nur wenig Platz gibt. Wenn die Frau erwartet, dass ihr Mann ebenso empfindet wie sie und auch Gefühle so äußert wie sie selbst, ist sie nun enttäuscht. Das ist zu verstehen, aber sie wird damit seiner Art, mit dem Verlust umzugehen, nicht gerecht.

Lutz Wessel schlägt vor, sich in den anderen einzufühlen und ihn in seiner Art, mit der Trauer umzugehen, anzuerkennen. Im gegenseitigen Respekt akzeptiert der Mann also die Gefühle seiner Frau und unterstützt sie, während die Frau seine vermeintliche Gefühllosigkeit und seine Art, aktiv Lösungen und Erklärungen zu suchen, akzeptiert. Im Alltag eines trauernden Paares kann es dann so aussehen, dass die Frau ihrem Mann von ihrem Schmerz berichtet und er ihr zuhört, sie vielleicht im Arm hält, wenn sie es braucht. Sie lässt sich von ihrem Mann überreden, sich wieder dem Alltag zuzuwenden und sich neu für die Vielfalt, die das Leben bereithält, zu öffnen und beispielsweise auszugehen und Freunde zu treffen.

Wenn diese Unterschiedlichkeiten geachtet werden, beugt es Missverständnissen vor, denn jeder geht so gut er kann mit der Trauer um, und ein Paar erlebt durch die gegenseitige Ergänzung, wie auch in schweren Zeiten das gemeinsame Leben in Vertrauen und Nähe weitergehen kann.

Trauer mit Kindern und der Familie

Sofern ein Paar schon Kinder hat, sind auch sie von dem traurigen Ereignis betroffen, denn die Geschwister hatten ebenfalls Hoffnungen und Wünsche, wie sich das Leben mit einer Schwester oder einem Bruder verändern könnte. Kinder haben ein feines Gespür für ihre Umgebung. Sie merken an den Reaktionen der Eltern sehr schnell, dass etwas nicht stimmt und reagieren auch dementsprechend. Je nach Alter und Entwicklungsstand haben sie eine Vorstellung vom Tod, wollen verstehen, was passiert ist, und stellen Fragen, die altersgemäß beantwortet werden sollten. Kleine Kinder unter drei Jahren haben noch keine Vorstellung davon, was Sterben und Tod bedeuten, nehmen aber mit ihren feinen Antennen alle Stimmungen, besonders die ihrer Mutter, wahr. Sie können sich ängstigen, wenn »Mama plötzlich so anders ist«. Viel körperlicher Kontakt ist daher in dieser Zeit wichtig und die gewohnte Alltagsroutine kann dem Kind Sicherheit geben. Vor allem der Vater nimmt eine wichtige Rolle ein, wenn er die Mutter entlastet, indem er sich viel um das Kind kümmert, mit ihm spielt und dergleichen. Möglicherweise bringen auch kleine Kinder durch die Unmittelbarkeit ihrer Äußerungen die Gefühle der Erwachsenen wieder zum Fließen. Etwas größere stellen Fragen, manche wollen alles ganz genau wissen, während andere sich zurückziehen. Ab ungefähr zehn Jahren begreifen Kinder sehr wohl, dass der Tod etwas Unwiederbringliches ist und wollen vielleicht mehr Details über die Krankheit und die Behinderung wissen. Beziehen Sie Ihre Kinder dann mit ein, reden Sie mit ihnen, beispielsweise anhand eines Fotos, über das verstorbene Kind. Es ist ein traditionelles Trauerritual, einen Baum zur Erinnerung zu pflanzen. Er kann ein Ort der Erinnerung für die gesamte Familie werden. Alle Kinder wollen mit ihren Äußerungen und Gefühlen wahrgenommen werden und wenn Sie Ihre Trauer mit den Kindern und auch anderen Familienmitgliedern teilen, kann der Zusammenhalt in dieser traurigen Zeit tröstlich für die ganze Familie sein.

Die Großeltern empfinden das Leid oftmals doppelt, denn sie sind betroffen vom Leid der eigenen Kinder und trauern auch um ein Enkelkind, das nicht leben konnte. Manchmal können sie mit ihrer größeren Lebenserfahrung im Umgang mit Trauer und Leiden ein großer Trost sein.

Vielleicht entsteht durch die gemeinsame Trauer auch eine neue Verbundenheit und Nähe. Bei unangebrachten Ratschlägen, etwa, weil die ältere Generation mit ihren Gefühlen zum Beispiel verdrängender umgeht, ist eine notwendige Distanz angebracht.

Heilung und Versöhnung

Wenn der Schwangerschaftsabbruch selbst gewollt war, befinden sich die verwaisten Eltern in einer besonderen psychischen Belastung. Es ist die Doppelbelastung von Trauer und möglichen Schuldgefühlen, die zu ertragen und zu bewältigen ist. Die meisten Frauen empfinden ihre Schwangerschaft allgemein auch körperlich als eine Bereicherung ihrer weiblichen Ressourcen und die Befähigung, mit einem Kind schwanger zu sein, kann das Selbstvertrauen und das Vertrauen in die eigene Kraft stärken. Umso größer ist die Enttäuschung, wenn es anders kommt als erhofft.

Frauen haben das Ungeborene als ein eigenes Wesen, als ihr Kind wahrgenommen und können dementsprechend das Gefühl haben, gegen ein Tabu verstoßen zu haben. In Erinnerung an den Wunsch, dass man immer eine »gute Mutter« sein wollte, empfinden manche Frauen sich nun als Versagerin, weil sie das eigene Kind wegen einer Fehlbildung nicht akzeptiert haben. Vor allem, wenn der Abbruch übereilt und quasi im Affekt und unter Schock entschieden wurde, machen sich Frauen später oft Vorwürfe, nicht überlegt genug gehandelt zu haben.

Frau G. beschrieb diese Zeit so: »Es sind nun schon vier Monate nach dem Abbruch vergangen, aber ich fühle mich immer noch sehr schwach. Die Alltagsgewohnheiten habe ich zwar wieder aufgenommen und ich gehe zur Arbeit, aber ich habe oft das Gefühl, neben mir zu stehen. Unsere kleine Tochter, der ich wie gewohnt abends vor dem Einschlafen vorlese, kommt jetzt häufig mit ihrem Bilderbuch zu mir, um mich zu trösten. Mein Leben läuft zwar weiter, aber wie auf Sparflamme. Ich brauche viel Wärme und gehe abends oft in die Badewanne oder manchmal in die Sauna. Es ist so, als ob in mir ein Umbauprozess stattfindet und etwas Neues für mich entsteht. Ich weiß noch nicht, wo mich das hinführt, aber es ist trotzdem gut so.«

Der lange Weg durch die Trauer

Der Tod eines Kindes wird als eine große Erschütterung erlebt, die das Lebenskonzept abrupt und unumkehrbar zerstört und den Lebenstraum in einen Albtraum verwandelt hat. Alles Sehnen, alle Liebe, die auf dieses Kind gerichtet war, hat nun kein Ziel mehr und heftet sich nur noch an die Erfahrung und Erinnerung, schwanger gewesen zu sein. Auch wenn das Kind noch kein direktes Gegenüber war, hat sich das erhoffte Mutterglück in Schmerz verwandelt. Die Welt wird ab sofort anders wahrgenommen, über alles hat sich ein Schatten gelegt. Die Trauer zwingt zur Veränderung und dazu, wichtige und unwichtige Aufgaben streng voneinander zu unterscheiden und sich nur noch auf das Wesentliche zu konzentrieren. Die Sinnfragen des Lebens stellen sich neu und es gibt keine schnellen Antworten. Ein langer Weg liegt vor der Frau und auch vor dem Mann, und beide können sich am Anfang nicht vorstellen, wie das Leben überhaupt weitergehen kann. Aber jeder wird sein Bestmögliches versuchen, um schließlich einer Heilung näherzukommen.

Die im Folgenden beschriebenen Phasen bieten trauernden Frauen die Möglichkeit sich wiederzufinden oder Ähnlichkeiten mit dem Verlauf im eigenen Prozess zu entdecken. In dieser außergewöhnlichen und teils befremdlichen Situation der Trauer ist es hilfreich zu wissen, dass Frauen sich in keinem Einzelschicksal befinden, sondern dass es angemessen und normal ist, anders zu reagieren als gewohnt. Jedes Schicksal ist anders, sodass die Beschreibungen für Sie nur eine Orientierungshilfe sein können und sollen.

Die Psychologin Hannah Lothtrop war die erste, die Trauer um Kinder, die während der Schwangerschaft beziehungsweise bei oder kurz nach der Geburt gestorben sind, thematisierte: »Die Trauer hilft uns, [...] das Verlorene in unser Leben zu integrieren, daran – so unwahrscheinlich das im Anfang scheinen mag – vielleicht sogar zu wachsen und zu neuem Verständnis und einer neuen Erfahrung unser Selbst in der Welt zu kommen.«

Der lähmende Schmerz

Das endgültige Wissen um den Tod des Kindes kann zunächst eine Empfindungslosigkeit auslösen, die Realität wird nur noch schemenhaft wahrgenommen. Der Körper war vorbereitet, ein Kind wachsen zu lassen, und fühlt sich nach der Geburt leer an. Eben war das Kind noch spürbar, es wirkt noch nach, aber die körperliche Verbundenheit ist auseinandergerissen und unwiederbringlich vorbei. Die gemeinsame Zeit der Schwangerschaft, auch wenn sie kurz war, ist abrupt zu Ende. Durch den Abfall der Hormone kommt es zunächst oftmals, wie nach anderen Geburten auch, zu einer kurzen euphorische Phase, die wie eine Befreiung erlebt werden kann, aber umso gnadenloser wird dann die Realität empfunden. Körperliche und seelische Schmerzen werden gleichzeitig erlebt. Der Körper muss nach der Geburt heilen und der seelische Schmerz, den die Frau erlebt, braucht seine Zeit, um wieder zu vergehen. Die Dauer kann unterschiedlich lang sein.

Das Kind ist zwar körperlich geboren, es hat die Frau verlassen, aber innerlich ist es noch nicht losgelassen. Die Tatsache der

Trennung kann in dieser Phase von der Frau noch nicht wirklich wahrgenommen werden. Der Tod des Kindes ist ein Schock, wie eine Lähmung des ganzen Organismus, und wird oft als ein Zustand des Benommenseins empfunden. Der Schmerz ist so groß, und die Angst vor den Gefühlen ist so bedrohlich, dass sie nicht wahrgenommen werden können. Frauen ziehen sich in dieser Zeit oft zurück, vielleicht auch, um innerlich noch eine Weile in dieser emotionalen Zwischenwelt bleiben zu können. Frauen beschreiben diesen Zustand als ein orientierungsloses Leben in einem Nebelland. Die Psychologin Verena Kast beschreibt diesen Zustand als einen Gefühlsschock, den die Trauernden erleben und dann unter diesem starken Gefühl erstarren.

So wie der leibliche innere Raum der Frau werden auch alle äußeren Räume nun neu erlebt. Die Wiege, die vorbereitet war, wird nicht gebraucht. Die Zimmer in der Wohnung, in denen sich die Frau noch »gemeinsam« mit dem Baby bewegte, werden jetzt anders empfunden.

Von ihrer Umgebung brauchen trauernde Frauen in dieser ersten Zeit nach dem Tod des Kindes viel Schutz und Wärme sowie liebevolles Verständnis. Manche Frauen wünschen sich eine Entlastung von alltäglichen Arbeiten und genießen die Fürsorge. Die Teilnahme an dem alltäglichen Tun kann aber im gewohnten Ablauf auch ihre Eigenständigkeit und ihre Kräfte mobilisieren und sie davor schützen, völlig in sich zu versinken. Beides hat seine Berechtigung, der Rückzug und die Aktivität, und verlangt von den Menschen, die möglicherweise mittrauern, einen behutsamen und aufmerksamen Umgang miteinander.

Aufbrechende Gefühle

Wenn die »natürliche« Betäubung, die Empfindungslosigkeit nachgelassen hat, wird die Wirklichkeit umso schmerzhafter erlebt. Angst und Ohnmacht nach dem Erleben der Unentrinnbarkeit des Schicksals legen sich immer wieder wie ein Schatten auf die Trauernde. Für die Frau in ihrer unstillbaren schmerzlichen Sehnsucht nach dem Kind beginnt eine Zeit des Grübelns und Nachforschens über die Ursachen, und meistens können keine Erklärungen gefunden werden, die einen Sinn ergeben würden. Die früher gespürten Bewegungen des Babys kann die Frau jetzt wie eine Sinnestäuschung empfinden. Auch ein anderes Baby weinen zu hören, kann irritierend sein. Es ist die Wut auf ein erbarmungsloses Schicksal, die sich ungerecht gegen andere Personen richtet. Das ist für Partner und Familie nicht einfach. Oftmals richtet sich die Wut auch auf die professionellen Helfer wie Ärzte, Hebammen und andere Personen, die sich anders hätten verhalten können und durch eventuelle Bemerkungen – wirklich oder in der rückblickenden Wahrnehmung der Frau – alles nur noch schlimmer machten. Manchen Frauen hilft es, wenn sie an das Klinikpersonal eine Rückmeldung darüber geben, was gut und was weniger gut und vielleicht sogar verletzend war. Frauen suchen in ihrer Verzweiflung nach Erklärungen für die Diagnose, die das entscheidende Kriterium für den Schwangerschaftsabbruch war, und die wird nun manchmal angezweifelt oder will auch erneut verstanden werden. Die Zerrissenheit, die Ambivalenz bricht wieder auf und so kann es auch sein, dass die Diagnose im Nachhinein verharmlost wird. Nun ist der Mann als Unterstützung gefragt, damit er die Ausgangsbasis der Entscheidung bekräftigt und der Frau hilft, sich erneut der Wirklichkeit zu stellen. Auch eine Einsicht in die Krankenakte kann hilfreich sein, Befunde und Diagnose aus einer gewissen Distanz genauer nachzuvollziehen.

Sobald der Blick der Eltern wieder vorsichtig nach außen gerichtet wird, ist es schmerzhaft, wenn im Freundeskreis ein Baby gesehen wird. Neid kann entstehen, auf das, was andere haben und einem selbst verloren gegangen ist. Das kann verletzende Verhaltensweisen provozieren und Freundschaften schädigen, und es erfordert sehr viel Verständnis vonseiten der Umgebung. Für manche Frauen ist es aber auch wohltuend, ein anderes Baby im Arm zu halten und es nah bei sich zu spüren, so, als wäre es das eigene.

Wenn Frauen in dieser Phase Schuld empfinden, ist sie häufig auf ihr eigenes Handeln gerichtet, den Schwangerschaftsabbruch selbst gewollt, also »verschuldet« zu haben. Die Suche nach Gründen, ob etwas falsch gemacht wurde oder zu verhindern gewesen wäre, kann qualvoll sein und lange währen. Sie führt aber meistens nicht weiter. Ebenso kann Schuld auch anderen Personen – wie beschrieben dem medizinischen Personal, aber auch Familienangehörigen oder anderen – zugeschrieben werden, um sie für das erlittene Dilemma verantwortlich zu machen. Die Suche nach schuldhaften Versäumnissen kann die Fantasie der trauernden Mutter reichlich beschäftigen und bohrend und nagend sein. Nur die traurige Tatsache verändert sich dadurch nicht. Der Partner kann auch bei diesem Aspekt eine wichtige Unterstützung sein, um die (Selbst-)Anschuldigungen in ein rationales Licht zu rücken, dabei kann er auch nochmals die Entscheidung für den Schwangerschaftsabbruch thematisieren.

In dieser Phase, in der die Realität langsam wieder wahrgenommen wird, vergegenwärtigen auch die Babysachen in der Wohnung die schreckliche Tatsache, dass kein Kind da ist. Manche Frauen räumen sehr schnell alles weg, was an das Baby erinnert. Das aber sollte ganz nach eigenem Empfinden geschehen. Oft ist es sinnvoller, sich Zeit zu lassen und zu spüren, wann die sichtbare Veränderung in der Wohnung gut ist. Es bedeutet wieder neuen Schmerz, aber es können damit auch die kleinen Schritte der Veränderung in Richtung auf das weitere Leben wahrgenommen werden. Anstelle der Dinge, die für das Baby gedacht waren, lassen sich vielleicht passende Symbole finden, die helfen können, diese schmerzhafte und wertvolle Verbindung zu erhalten. Eine Gedenkecke in der Wohnung, die mit einem Foto oder mit Zeilen aus einem Gedicht gestaltet ist, einer Kerze, die für das verstorbene Kind angezündet wird, oder eine Pflanze, die gepflegt wird, das alles können hilfreiche Symbole werden.

In dieser Phase von wechselnden und aufbrechenden Gefühlen sind Menschen, die der Frau nahestehen, besonders wichtig.

Sie müssen oft die plötzlich wechselnden Gefühle aushalten, stehen aber auch bei allem Mitgefühl dafür, dass das Leben weitergeht. Der Partner kann Halt geben und auch in der gemeinsamen Sprachlosigkeit kann beide eine Nähe verbinden, die tröstlich ist.

In dieser Zeit kann es außerdem helfen, die Gedanken aufzuschreiben und Tagebuch zu führen, um sich zu entlasten und diese Zeit festzuhalten.

Suche – Sehnsucht – Trennung

Nach der chaotischen Gefühlsphase, dem Auf und Ab von Wut und Verzweiflung, Hoffnungslosigkeit und Angst, ist die Traurigkeit über den Verlust noch allgegenwärtig. Wie ein Schatten liegt die Trauer auf allem. Auch wenn versucht wird, die Alltagsroutine wenigstens teilweise wieder aufzunehmen, hat doch die Trauer um das verlorene Kind immer noch die zentrale Stellung im Leben inne. Für die Menschen in der nahen Umgebung kann es irritierend sein, wenn die Gespräche immer wieder um den Verlust kreisen, und es kommt nicht selten die Sorge auf, dass *sie* nie darüber hinwegkommen könnte. So ist es verständlich, dass Partner, Angehörige und Freunde sich wünschen, sie möge doch bald wieder die »Alte« werden und nach der überstandenen Trauer wieder in die Zukunft blicken.

Tatsächlich ist es aber so, dass alles Rebellieren gegen das Schicksal, alle chaotischen Gefühle viel Kraft kosten und die Frau immer wieder an den Punkt zurückbringen, an dem sie anerkennen muss, dass dieses Kind nie mehr zurückkehren wird. Die Sehnsucht nach dem Kind ist noch allgegenwärtig und es ist für die Frau noch nicht vorstellbar, wie es weitergehen kann.

Über innere Zwiegespräche wird sie vielleicht versuchen, eine Verbindung aufrechtzuerhalten, die jederzeit nach Bedarf hergestellt werden und den realen Kontakt ersetzen kann. Innerlich werden die Wochen und Monate mitgezählt, und in der Fantasie malt sie sich aus, wie weit das Kind sich schon entwickelt hätte, wenn es noch leben würde. Schmerzliche Gefühle werden im Alltag immer wieder durchgespielt, beispielsweise bei heimlichen Vergleichen mit anderen.

In der Zeit dieser inneren unruhigen Suche ist es unterstützend, wenn die Frau einen realen Ort der Trauer hat, den sie immer wieder aufsuchen kann. Der Gang zum Grab, allein, gemeinsam als Paar oder mit nahestehenden Menschen, kann zu einem hilfreichen Ritual werden und, sooft es nötig erscheint, wiederholt werden. Wie nebenbei können Gespräche geführt werden, die entlasten und Verständnis schaffen. Auch wenn sie immer wieder um den Verlust kreisen, wird nie dasselbe wiederholt, das Geschehen erscheint vielmehr jedes Mal in einem anderen Licht oder aus einer anderen Perspektive. Vielleicht wird im Gespräch auch schon eine vorsichtige Tendenz zur Veränderung wahrgenommen, neue Aspekte können beleuchtet und neue Orientierungspunkte im Leben erahnt werden. Vielleicht bemerkt die Frau dies selbst, oder ihre Begleitung, die sie dann vorsichtig darauf hinweisen kann. Irgendwann zeigt sich zart, dass in der Frau eine neue Art der Sinnsuche beginnt, eine Neuorientierung.

In dieser gesamten Phase scheint es den Frauen am schlechtesten zu gehen. Der Körper ist durch die Dauerbelastung geschwächt und die Trauer macht einsam. Der Schlaf, der als Erholungspause so dringend benötigt wird, fehlt oftmals oder ist gestört, Appetitlosigkeit und eine vernachlässigte Ernährung machen den Körper für Krankheiten anfällig, denn das Immunsystem ist geschwächt, und vielleicht wird jetzt die eigene Bedürftigkeit wieder wahrgenommen. Es ist wie ein Innehalten, um Schritt für Schritt danach zu suchen, was weiterhilft. Alles, was den Körper stärkt, ist auch für die verletzte Seele wohltuend und verbessert das Allgemeinbefinden. Man muss daher auf eine gesunde Ernährung achten. Sie gibt dem Körper neue Energie und Kraft. Frische Salate, vitaminreiches Obst und Säfte sollten immer im Haus sein und griffbereit und anregend zur Verfügung stehen. Wichtig ist außerdem der Wechsel von Ruhe und Entspannung zu körperlicher Bewegung. Manche Frauen gönnen sich auch eine wohltuende Massage oder Fango-Packungen, um die allgemeine Regeneration zu unterstützen. Solche Behandlungen kann man sich von seinem Arzt verschreiben lassen und die Kosten werden von der Krankenkasse erstattet. Wer möchte, kann darüber hinaus weitere ganzheitliche Körpertherapien wie Feldenkrais, Bewegungstherapie oder Yoga machen, die die Lebensgeister wieder anregen. Malen verleiht oftmals den inneren Bildern einen Ausdruck, wofür Worte nicht ausreichen. Dies ist ebenfalls eine empfehlenswerte Möglichkeit, um wieder neue Kraft zu schöpfen, und kann damit eine Möglichkeit zur Heilung sein. Ein besonderes Talent oder Vorkenntnisse sind dazu nicht erforderlich, es genügen ein Zeichenblock, Pinsel und kräftige Farben. Alles, was leicht geht, ist willkommen. Vielleicht bietet es sich außerdem an, wieder selbst zu musizieren oder sich in einem Konzert Energie und Zuversicht zu holen. Viele Musikstücke aus unterschiedlichen Stilrichtungen sind aus Leidenssituationen heraus entstanden, können trösten und dazu anregen, die Tiefe und Reichhaltigkeit des Lebens wieder zu spüren.

Manche Menschen erfahren in dieser Zeit erstmalig oder erneut in Meditation oder im Gebet eine innere Stärkung, Trost und Frieden. In manchen Gemeinden gibt es für trauernde Eltern und Angehörige Gedenkgottesdienste in Krankenhäusern oder Kirchengemeinden, die für Menschen mit und ohne religiöse Zugehörigkeit offen sind und mehrmals im Jahr stattfinden.

Heilung und Neuorientierung

Im Wechsel der Jahreszeiten mit den sich wiederholenden Rhythmen kann auch der Mensch erleben, wie sich alles ändert und in Bewegung bleibt. Im mehr oder weniger bewussten Miterleben dieser Phasen liegt auch die Chance, die eigenen Veränderungen wahrzunehmen und schätzen zu lernen. Die Momente der Trauer und des Verlustes flackern auch jetzt noch immer wieder auf, und besonders am ersten Todestag des Kindes wird

der Verlust wieder deutlich spürbar. Auch dann, wenn es im Alltag um Abschiede in ganz anderen Situationen geht, wird die
Erinnerung wach. Die Trauer wird allerdings nicht mehr so
überwältigend erlebt, sondern eher wie ein Bestandteil des eigenen Lebens. Mit einer neuen Feinfühligkeit schätzen viele Frau-
en jetzt den Wert von Beziehungen besonders hoch, und wenn
andere Menschen leiden, können sie ihre Schmerzen besser
nachempfinden.

Schließlich ist ein Wendepunkt erreicht und der Frau wird
bewusst, dass und wie das Leben weitergeht und welche Facetten es noch bereithält. In diesem Bewusstsein erwachen auch
langsam neue Lebenskräfte. Die Augen öffnen sich wieder für
Dinge, die neu entdeckt und anders geschätzt werden als zuvor,
und auch das Bedürfnis nach Beziehungen und Austausch
erwacht in einer neuen Qualität. In dem Bewusstsein, dass das
Kind immer in der Erinnerung, im Herzen bleiben wird, kann
sich auch das innere Gleichgewicht wieder einpendeln und Frieden einkehren.

In dieser Zeit, die von den Frauen wie eine Erneuerung erlebt
wird, entsteht oftmals der Wunsch nach einem neuen Kind. Leider werden dabei auch die schmerzlichen Gefühle wieder belebt
und die alte Angst breitet sich aus, dass sich alles wiederholen
könnte. Es wird wie ein inneres Ringen der alten und schmerzlichen Erfahrungen und der hoffenden, der Zukunft zugewandten
Kräfte erlebt. Insgeheim kreisen die Gespräche dann um das verstorbene Kind und gleichzeitig um die Möglichkeit, erneut
schwanger zu werden. Manche Frauen quält die Sorge, ob sie
damit das Andenken an das gestorbene Kind beschädigen. Das
aber ist nicht so, denn in den Gedanken und Gefühlen bleibt es
liebevoll als eine Lebenserfahrung integriert. Und wenn sich die
Sehnsucht wieder in die Zukunft richtet, keimt die Hoffnung
auf, dass alles gut werden könnte.

Es erfordert allen Mut, sich dieser neuen Herausforderung zu
stellen, und viele unterstützende Gespräche, um die unterschiedlichen Facetten, die damit verbunden sind, wahrzunehmen, zu
benennen und das Vorhaben einer neuen Schwangerschaft abzu-

wägen. Es ist die Sehnsucht nach einem glücklichen Ausgang, der Wunsch, mit einem Kind im Arm das Lebenskonzept als Mutter, als Eltern und als Familie leben zu können.

Frau T. hatte nach dem Verlust ihres Kindes lange Zeit getrauert. Nach der Diagnose Trisomie 18 hatten sich ihr Mann und sie übereinstimmend für einen Schwangerschaftsabbruch entschlossen. Jetzt war Frau T. 36 Jahre alt und beide wollten es erneut probieren. Die Sehnsucht nach einem Kind, die Trauer um das verlorene und die Angst vor einer Wiederholung des Schicksals machte es dem Paar allerdings nicht leicht wieder nach vorne zu schauen. Beide empfanden die zurückliegende schwere Zeit der Trauer aber auch als eine Stärkung ihrer Beziehung und ihrer Liebe zueinander. Als Frau T. in der Zeit des Nachdenkens über eine neue Schwangerschaft überraschend schwanger wurde, fühlten sich beide von der neuen Tatsache zunächst überrumpelt. Sie waren gleichermaßen besorgt und zurückhaltend, aber auch erleichtert, weil die Überlegungen, wann der richtige Zeitpunkt für die neue Schwangerschaft sein könnte, überflüssig geworden waren. Stattdessen fragten sich Herr und Frau T. jetzt, was sie tun könnten, um die Zeit der Schwangerschaft so entspannt wie möglich zu erleben und sich uneingeschränkt auf ihr Kind zu freuen. Frau T. entschloss sich deswegen, von ihrer vertrauten gynäkologischen Praxis in ein »unbelastetes« Umfeld zu wechseln. Sie suchte sich eine Frauenärztin, mit der sie jederzeit telefonisch und auch persönlich sprechen konnte, wann immer sie Zweifel oder Ängste haben würde. Außerdem verabredete sie mit der Ärztin, alle Ultraschalluntersuchungen in Anspruch zu nehmen, um sich vergewissern zu können, dass es ihrem Baby gut gehe. Invasive Untersuchungen sollten jedoch nicht vorgenommen werden. Darüber hinaus ließ sich Frau T. die ganze Zeit über von einer Hebamme betreuen, die auch bereit war, die Nachsorge im Wochenbett zu übernehmen. Dieses umfassende stärkende Netz von verschiedenen Helfenden machte Frau T. noch zuversichtlicher. Die Perspektive, so praktisch und in die Zukunft gerichtet vorzusorgen, stärkte den Mut des Paares. Mit fortschreitender Schwangerschaft und den spürbaren Bewegungen des Kindes wurden beide ruhiger und ihr Zutrauen und die Freude auf ein Leben zu dritt wuchsen immer weiter.

Unterstützung durch professionelle Begleitung

Viele Situationen, die schwer und belastend sind, können Menschen aus eigener Kraft und individuellen Ressourcen bewältigen. Bei so etwas einschneidendem wie dem Tod des eigenen Kindes werden jedoch die Grenzen der eigenen Belastbarkeit weit überschritten. Auch die nahen Angehörigen sind von einem andauernden Trauerprozess und fortdauernden Gesprächen über das traurige Ereignis oftmals überfordert. Davon zeugen meist unbeabsichtigt verletzende Äußerungen. Zudem fällt es manchen Menschen schwer Hilfe anzunehmen, weil sie das wie ein Eingeständnis der eigenen Schwäche empfinden. Oft ist es auch die Scheu, die eigene Not unbekannten Helfern anzuvertrauen. Im Folgenden zeigen wir Ihnen daher Angebote der Unterstützung auf, die sich in unserer langjährigen Beratungserfahrung zur Pränataldiagnostik bewährt und zur Heilung beigetragen haben.

Leere Wiege und Rückbildung

Wenn am erwarteten Beginn des Lebens der Tod steht, wenn Frauen, die schwanger waren, plötzlich mit dem Tod ihres Kindes konfrontiert sind, brauchen sie Unterstützung von Menschen, die ihren Schmerz achten. Viele Träume, Wünsche, Hoffnungen, viel Liebe, Zärtlichkeit und Geben-Wollen bleiben nach dem Tod eines Kindes unerfüllt zurück. Mit der Geburt haben dennoch die körperlichen Veränderungen stattgefunden, die einer ganzheitlichen Rückbildung bedürfen. In diesem Fall muss das jedoch in einem besonderen Rahmen geschehen. Nachstehend beschreiben wir ein Rückbildungskurs-Konzept, das speziell für Frauen entwickelt wurde, deren Kinder während der Schwangerschaft, der Geburt oder in der Zeit danach gestorben sind. Es ermöglicht betroffenen Frauen nach einer Fehlgeburt, einem Schwangerschaftsabbruch oder nach dem Tod ihres Kindes in Achtsamkeit und Ruhe ihrer Heilung einen Schritt näherzukommen. Bislang ist es das einzige deutschlandweit. Das Kursangebot ist dreiteilig aufgebaut und beinhaltet Gespräche, Bewegung sowie kreative Gestaltung. Im ersten Teil kann es in den angeleiteten Gesprächen gelingen, sich gegenseitig mitzuteilen, denn sowohl im Zuhören als auch beim Berichten wird eigenes Empfinden geklärt. Im zweiten Kursteil steht die Körperwahrnehmung mit Atemübungen und ganzheitlichen Therapien im Vordergrund. Dadurch wird das Vertrauen in den eigenen Körper wieder gestärkt. Der dritte Teil des Kurses konzentriert sich auf kreatives Gestalten. Mit Farben und mit Ton können die Teilnehmerinnen hier ihr inneres Fühlen und Erleben ausdrücken, um neue zukunftsorientierte Wege zu entdecken. Mehr über das Kursangebot können Sie unter www.haeberlstrasse-17.de erfahren.

Psychotherapie

Nach der Erfahrung von Hannah Lothrop, die viele Trauernde nach dem Verlust eines Kindes begleitet hat, dauert ein gesunder Trauerprozess ein bis zwei Jahre. Wenn diese Zeit überstanden ist, sieht man wieder Licht am Ende eines langen Tunnels und kann nach dieser Krise sein Leben gestärkt weiterführen. Wenn Trauernde und ihre Angehörigen aber das Gefühl haben, eher in ihrer Trauer »stecken zu bleiben« und die Verzweiflung zu groß ist und zu lange anhält, ist psychotherapeutische Hilfe ratsam und hilfreich. Eine Fülle unterschiedlicher Angebote steht dafür zur Verfügung. In Selbsthilfegruppen werden Therapeuten empfohlen, die auch schon andere trauernden Eltern hilfreich unterstützt haben. Denn trauernde Menschen brauchen ein ganz besonderes Einfühlen, Verstehen und vor allem emotionale Wärme.

Selbsthilfegruppen – Trauergruppen

In Selbsthilfegruppen treffen sich Eltern, die ein ähnliches Schicksal erlitten haben. Diese Gruppen gibt es in vielen Orten und die Mitglieder treffen sich meistens in Selbsthilfezentren oder in Räumen, die ihnen in Beratungsstellen zur Verfügung gestellt werden. Der Austausch unter Betroffenen hat eine besondere Qualität, denn aus einer anderen Perspektive können, sozusagen auf Augenhöhe, Erfahrungen geteilt werden, die dazu beitragen die eignen Sichtweise zu ergänzen. Wertvolle Informationen und Tipps für die Bewältigung im Alltag werden weiter gegeben, zum Beispiel wie den trauernden Geschwisterkindern zu helfen ist oder wie im Umfeld der Berufstätigkeit die eigene Trauer zur Sprache kommen kann. Die persönliche Erfahrung in der Klinik oder mit Ärzten sind immer wieder wichtige Themen. Wie es im Leben weitergehen kann, wenn sich eine neue Schwangerschaft einstellt, oder ob und wann eine geplant wird, ist für die Beteiligten of von großer Bedeutung. Sie finden allgemeine Informationen über diese Selbsthilfegruppen nach Tod und Trauer unter www.verwaiste-eltern.de oder www.initiative-regenbogen.de.

Die Entscheidung für das Kind

Nach der anstrengenden Zeit von Tests, Diagnosen und der Suche nach der richtigen Entscheidung kann jetzt eine Erholungsphase für Mutter und Kind eintreten. Nicht mehr der Befund steht im Vordergrund, sondern das Kind als ganzes Wesen, auch wenn es mit einem »positiven« Befund ins Leben starten sollte. Liebevolle, sorgende Gefühle lösen endlich das zwiespältige Gedankenchaos der letzten Wochen ab.

Manche Eltern erleben die Zeit bis zur Geburt des Kindes dennoch in immer wieder wechselnden Phasen. Angst vor einer ungewissen Zukunft und die Sorge um das Wohlergehen des Babys wechseln sich ab mit Zeiten optimistischer Vorfreude, dem Pläneschmieden für eine gemeinsame Zukunft als Familie. Wie diese gemeinsame Zukunft aussieht, hängt aber ganz entscheidend von der Art und dem Schweregrad der Behinderung oder Krankheit des Babys ab und davon, wie die nächste Zeit der Schwangerschaft verläuft. In den meisten Fällen kann man während der Schwangerschaft nichts anderes tun als die Geburt abzuwarten.

Gründe für die Fortführung der Schwangerschaft

Der Entscheidung für ein Kind mit einer Diagnose können unterschiedliche Gesichtspunkte zugrunde liegen. Fast immer sind emotionale Gründe ausschlaggebend, denn das Kind war gewünscht, Hoffnungen und Träume haben die Schwangerschaft begleitet. Das körperliche Erleben der Schwangerschaft und das Wachsenlassen des Kindes bewirkten dieses Gefühl, unzertrennlich zu sein. Ultraschalluntersuchungen vermitteln zwar kein reales Bild, aber das Kind auf dem Monitor zu sehen und seine Bewegungen zu spüren stärkt das innige Gefühl der Zusammengehörigkeit und die Gewissheit, dass eine Umkehr nicht mehr möglich ist. Es können viele Informationen über Untersuchungsergebnisse und die Auswirkungen gesammelt werden, und doch sind oft ganz irrationale Gründe ausschlaggebend.

> Herr N. beschrieb die Zeit des Wartens auf den Befund nach einer Fruchtwasseruntersuchung als eine Zeit zwischen Hoffen und Bangen. Die Sorge um das Kind kreiste ständig, und als die Diagnose »Down-Syndrom« den Verdacht endgültig bestätigte, zog es ihm und seiner Frau den Boden unter den Füßen weg. Obwohl mit großer Angst, entschieden sich beide für ihr ungeborenes Kind. In der Zeit bis zur Geburt ihrer Tochter funktionierten sie im Alltag nur noch wie »ferngesteuert«. Freunde sagten ihnen später, dass sie ihnen während dieser Zeit nicht in die Augen schauen konnten, weil darin ihre ganze Trauer zu sehen war. Das Paar hatte sich auch deswegen für die Fortsetzung der Schwangerschaft entschieden, weil es befürchtete, an einem Abbruch psychisch zu »zerbrechen«. Außerdem hatten sie Kontakt zu einer Mutter mit einem behinderten Kind, deren positive Einstellung und Lebensfreude ihre Ängste vertrieben. Als ihr Kind geboren wurde, fiel die Trauer endgültig von Herrn und Frau N. ab. Nach dem ersten »Augen-Blick« spürten sie wieder Boden unter den Füßen und ihr Leben war wieder mit Energie erfüllt.

Religiöse und ethische Motive

Für manche Eltern kommt eine Abtreibung aus religiösen oder ethischen Gründen nicht infrage. Es käme einem Tabubruch gleich, sich gegen dieses Kind zu entscheiden. Die Grundwerte in unserer Gesellschaft werden als Basis des gesellschaftlichen Zusammenlebens gesehen und nun im direkten Zusammenhang mit der eigenen Entscheidung für oder gegen dieses Kind empfunden. Der Weg eines Schwangerschaftsabbruchs ist für die

Eltern eine Sackgasse und nicht mit dem eigenen Gewissen zu vereinbaren. Eltern, die sich den christlichen Werten und einem christlichen Menschenbild verpflichtet fühlen, haben in dieser Entscheidung für das Leben mit einem behinderten Kind eine Basis, die ihnen Halt gibt. Trotz aller Sorgen und Zukunftsängste erhalten sie moralische Unterstützung von ihrem Seelsorger und bekommen Bestätigung und Akzeptanz in ihrem Freundeskreis und ihrer Gemeinde.

Aber man muss keiner Religion angehören, um sich für die Weiterführung der Schwangerschaft zu entscheiden. Zu beobachten, wie sich in der Gesellschaft die ethischen Maßstäbe verschieben, zu befürchten, dass das soziale Klima kälter wird, wenn Menschen mit einer Behinderung nicht erwünscht sind, kann dazu beitragen, sich verantwortlich zu fühlen. Das mag zunächst paradox klingen, aber in der Entscheidung für das Kind kann man auch eine Herausforderung sehen. Hilfsbereitschaft und Entgegenkommen im Familien- und Freundeskreis tragen natürlich maßgeblich zu dieser Haltung bei und erleichtern die Entscheidung für ein Kind mit einer Behinderung. Wenn die Eltern auf Beistand und Solidarität hoffen können, fällt es ihnen leichter, vertrauensvoll in die ungewisse Zukunft zu blicken.

Erfahrungen mit Behinderungen

Für Menschen, die persönliche Erfahrungen im Umgang mit einer Behinderung haben, kann es leichter oder auch selbstverständlicher sein, ein Kind mit einer Behinderung zu akzeptieren. Die Licht- und Schattenseiten des Alltagslebens sind vertraut und es entsteht ein eher realistisches Bild von den Erschwernissen, die das Leben mit Behinderung mit sich bringt. Es liegt aber eben auch die Erfahrung vor, wie Probleme bewältigt werden können.

Auch eigene Erfahrungen mit Krankheit und Beeinträchtigung schaffen eine andere Dimension von Mitgefühl mit dem erwarteten Kind. Solche Eltern wissen, dass ein Leben mit einem behinderten Kind nicht zwangsläufig in einer persönlichen Leidensgeschichte endet. Die Grenzen zwischen »normal« und »anders« sind durch persönliche Erfahrungen nicht derart eng gezogen, und ein Schwangerschaftsabbruch wegen Behinderung kommt eher nicht infrage.

Frau Z. hatte schon in ihrer Kindheit Kontakt mit behinderten Kindern. Der spätere Konfirmandenunterricht beeinflusste sie Sonderschulpädagogik zu studieren. Sie kannte sich mit Förderbedarf aus und wusste, welche individuellen Hilfen Kinder mit einer Behinderung benötigen. Auch ihr Mann, Lehrer an einer Gesamtschule, sah in Menschen mit Behinderung keine Last, sondern eine Bereicherung für die Gesellschaft. Also fiel beiden die Entscheidung für ein Kind mit einer Behinderung nicht schwer. Durch das Wissen, was »besondere« Kinder brauchen, konnte Frau Z. ihre kleine Tochter gut fördern und hatte Freude an allen Fortschritten, die sie machte. Das Familienleben der Familie Z. war wie bei anderen auch von Alltagsroutine, Höhepunkten und auch anstrengenden Zeiten erfüllt. Beide Eltern konnten nach einer gewissen Zeit wieder arbeiten, »alles nur eine Frage der Organisation und Einstellung«, meinte Frau Z. und gab außerdem zu bedenken, dass nie vorausgesagt werden kann, wer einmal eine »verkrachte Existenz« und wer ein glücklicher Mensch werden wird.

Der Wert des eigenen Kindes

Eine Schwangerschaft hat in der bisherigen Biografie vieler Frauen und in ihrer Lebensperspektive oft eine ungeahnte Bedeutung. Vielleicht wird manchen mit dieser Frage der Entscheidung erstmalig der Wert eines Kindes im Leben bewusst. Die Auseinandersetzung anhand der Diagnose wird anders erlebt, wenn diese Schwangerschaft möglicherweise bedeutet, dass es eine letzte Chance ist, ein Kind zu bekommen. Altersgründe spielen eine wichtige Rolle, denn die Wahrscheinlichkeit schwanger zu werden, nimmt mit zunehmendem Alter ab. Eine besondere Bedeutung bekommt ein Kind, wenn das Warten auf eine Schwangerschaft lange unerfüllt blieb. Ist dann die Kinderwunschbehandlung endlich erfolgreich gewesen, wird eine Umkehr für viele nicht mehr denkbar. Wenn der Schwangerschaft Fehlschläge oder auch Fehlgeburten vorausgegangen sind, waren das schmerzliche Erlebnisse und es ist für manche Frauen nicht vorstellbar, dieses Kind nun abzulehnen.

Weiter schwanger mit Unklarheiten

Oftmals hören die Ängste und Sorgen auch dann nicht auf, wenn von medizinischer Seite nach einem unklaren Untersuchungsergebnis weder Entwarnung gegeben noch nähere Aussagen gemacht werden können. Mit einer besonderen Feinfühligkeit nehmen Frauen in der Schwangerschaft alle unbedachten Bemerkungen auf, besonders wenn negative Aussagen zur Entwicklung des Kindes gemacht werden. Sofort entstehen Ängste und Befürchtungen und das Vertrauen in den guten Fortgang der Schwangerschaft kann tiefgreifend gestört werden.

Auch wenn sich ein Verdacht nicht bestätigt und keine Diagnose ermittelt wurde, bleiben diese beunruhigende Äußerungen an der schwangeren Frau haften und lassen sich nicht so schnell abschütteln. Für viele Frauen ist es zunächst eine Erleichterung, wenn die Zeit der Untersuchungstermine und das Warten auf die Ergebnisse vergangen ist. Das ist üblicherweise nach der Fruchtwasseruntersuchung in der Mitte der Schwangerschaft der Fall. Dann kehrt nach einer belastenden Zeit zunächst Erleichterung ein, die Schwangerschaft geht weiter und der Mittelpunkt der Welt ist wieder im eigenen Körper und auf das Wachsen des Kindes ausgerichtet. Die liebevollen Gefühle für das Baby können möglicherweise nun stärker als zuvor und uneingeschränkt wahrgenommen werden. Das Grundvertrauen in den guten Fortgang der Schwangerschaft war zunächst irritiert und erschüttert, aber nun gilt es, wieder Mut zu fassen und alles zu tun, was das gute Gefühl unterstützt. Vielleicht entsteht auch Wehmut darüber, dass diese kostbare Zeit der

Schwangerschaft unnötig durch Tests und Untersuchungen »vertan« wurde.

Für manche Frauen ist es darüber hinaus ungewohnt, wenn nach den vorangegangenen Turbulenzen keine besonderen Untersuchungen mehr notwendig sind und die übliche Schwangerenvorsorge ausreicht. Nehmen Sie die Chance wahr, um Ihre Aufmerksamkeit wieder mehr nach innen zu richten, die Bewegungen Ihres Kindes zu spüren und die Zeit bis zur Geburt so zu verbringen, wie Sie sich die Schwangerschaft vorgestellt haben.

Ein Netz von Hilfen für einen guten Start

In den neun Monaten der Schwangerschaft legen manche Frauen einen langen Weg zurück: Zunächst waren sie hoffnungsfroh schwanger, dann erfuhren sie von der ungünstigen Diagnose und mussten in einer kurzen Zeit eine Entscheidung treffen. Nun ist die Zeit bis zur Geburt abzuwarten, bis sie endlich ihr Baby sehen und es im Arm halten können, um dann als Familie leben zu können.

Die Zeit bis dahin mag von Sorgen und Angst vor der Zukunft belastet sein, aber zunächst ist die Schwangerschaft eine Zeit, in der Sie auch die Ruhe vor der turbulenten Babyzeit genießen sollten. Nutzen Sie die Gelegenheit, zusammen mit Ihrem Partner Dinge zu unternehmen, die dann erst einmal schlecht möglich sind. Gehen Sie ins Theater oder ins Kino, besuchen Sie Konzerte und Ausstellungen oder verreisen Sie noch einmal. Den Alltag, der später vom Rhythmus des Babys bestimmt wird, können Sie jetzt noch selbst gestalten und bewusst erleben. Bei aller Beunruhigung, die mit der unguten Nachricht einer Diagnose verbunden ist, hat es auch ein Gutes, wenn Sie von der Behinderung Ihres Babys schon während der Schwangerschaft erfahren haben, denn Sie können sich in einem gewissen Maße vorbereiten und vieles tun, damit Ihr Kind den bestmöglichen Start hat.

Familie

Wenn Ihre Freunde und Ihre Verwandtschaft Ihnen Trost und Hilfsbereitschaft signalisieren, können Sie sich sicher sein, dass die Ihnen nahestehenden Menschen auch weiterhin unbefangen mit Ihrer Situation umgehen. Auch wenn Sie selbst noch verunsichert sind, sollten Sie sich nicht verstecken und zurückziehen, denn erfahrungsgemäß verstärkt die Unsicherheit des Gegenübers die eigene noch mehr. Nachträgliche Diskussionen über *Ihre* Entscheidung sollten Sie von vornherein ablehnen. Das hilft Ihnen nicht im Geringsten weiter und Sie sind von einer solchen Gesprächssituation schnell überfordert. Vielleicht sind Sie aber auch überrascht zu erfahren, wie Ihnen Mut gemacht wird und jetzt schon Pläne und Vorschläge zur Unterstützung entwickelt werden für die Zeit, wenn Ihr »Sorgenkind« da ist. Manche werdenden Eltern sorgen vor und überlegen, welche besonders vertrauten Freunde oder Verwandte eine Patenschaft für das Kind übernehmen könnten. Es ist eine freiwillige Aufgabe, die von einem Fürsorgegedanken geleitet ist und schon durch die Anteilnahme eine Unterstützung in einer belasteten Zeit sein kann.

Auch Geschwistern sollten Sie deren Alter entsprechend die neue Situation erklären, damit sie verstehen, was gerade geschieht, und sich auch auf ein Brüderchen oder Schwesterchen vorbereiten können, das anders und trotzdem willkommen ist. Beispielsweise wird ihnen die Aufregung über die Untersuchungsbefunde und welche Sorgen die Eltern damit hatten, nicht entgangen sein. Sie nehmen die Sorgen und Ängste ihrer Eltern wie ein Seismograf auf, wollen Anteil haben oder ziehen sich vielleicht erschreckt zurück, wenn ihnen die Situation zu bedrohlich erscheint. Besonders die Mutter, die sich mit der Schwangerschaft körperlich verändert, oft zu Arztterminen gehen muss und vielleicht viel weint, lässt die Kinder mitfühlen und macht sie hilflos. Wird das Baby überraschend mit einer Fehlbildung geboren, stehen alle zunächst unter Schock, und es braucht einige Zeit und die richtigen Worte, um auch die Kinder mit einzubeziehen.

Bei Familie V. war das dritte Kind unterwegs und alle freuten sich schon, denn die beiden Mädchen wussten, dass sie einen Bruder bekommen würden. Als Herr V. seine Frau zur Geburt ins Krankenhaus fuhr, stieg die Vorfreude und Spannung. Zusammen mit der Oma warteten sie gespannt auf den Anruf. Der Bruder wurde geboren, aber als der Vater nach Hause kam, war er sehr besorgt, denn das Baby musste untersucht werden, weil es vielleicht nicht ganz gesund war. Er sagte den Mädchen, wie aufgeregt und durcheinander er wäre, dass es der Mama gut ginge, und berichtete, wie das Brüderchen aussähe, aber auch wie zart und klein er in dem Bett neben der Mutter liege, welche Haarfarbe er habe, und dass er auch schon an der Brust getrunken habe. Den beiden Mädchen tat es gut, mit ihrer Mutter am Telefon zu sprechen, ihre vertraute Stimme zu hören und einen Besuch für den nächsten Tag zu vereinbaren. Sie freuten sich auch sehr darauf, ihr Brüderchen zu sehen. Am darauffolgenden Tag im Krankenhaus konnten die beiden nichts Besonderes an ihm entdecken und machten fürsorglich schon Pläne für die Zeit zu Hause. Ihre Unbekümmertheit und Anteilnahme zerstreute zunächst die Sorgen der Erwachsenen.

Gut vorsorgen – Die Geburtsvorbereitung

Wenn in der Schwangerschaft bei Ihrem Kind eine Krankheit oder Behinderung festgestellt wird, sollten Sie eine Geburtsklinik wählen, in der Sie sowohl die beste Versorgung des Kindes als auch gute Bedingungen für die Mutter während der Geburt und im Wochenbett erwarten können. Zunächst sind eventuell weitere Termine für eine medizinische Überwachung notwendig und Erkundigungen bei den entsprechenden Fachärzten, beispielsweise einem Herzspezialisten, die über Untersuchungen und Behandlungen Auskunft geben können. Es kann für Eltern, die meistens medizinische Laien sind, verwirrend sein, unterschiedliche Meinungen zu hören, da es möglicherweise auch alternative Behandlungsmöglichkeiten gibt. Sie können sich trotzdem alles erklären lassen und aus Ihrer Perspektive mitbestimmen.

In der Sorge für ihr Baby achten Eltern besonders darauf, dass es schonend und liebevoll behandelt wird. Neben dem Kinderarzt können auch Kinderkrankenschwestern bei medizinischen Fragen weiterhelfen und mit ihrer Erfahrung wichtige Tipps in der Pflege des Kindes geben. Die Ratschläge sind zwar »nur« Annahmen, aber sie beruhen auf langjähriger professioneller Erfahrung. Dennoch kann niemand vorhersagen, wie sich die Diagnose im konkreten Fall äußert und wie sich das Kind entwickelt. Wenn sich Eltern informieren und über die besonderen Probleme und auch Behandlungsmöglichkeiten kundig machen, werden sie zunehmend zu Experten in eigener Sache.

Während der Schwangerschaft

Die Zeit der weiteren Schwangerschaft und die Geburt selbst geben die Möglichkeit, besonders bei nicht so optimaler Ausgangslage mit guten Bedingungen die Vitalität und Gesundheit des Babys zu stärken und seinen Willen zu fördern, mit der Geburt ins Leben zu finden. Meistens ist die Schwangerschaft die Zeit, in der das Kind im Bauch der Mutter bestens versorgt und umsorgt ist. Der Schutz der Gebärmutter tut ihm gut und stärkt es elementar für seinen weiteren Weg. Häufig ist bereits jetzt zu beobachten, wie das Kind auf die Stimme der Mutter und auf die Stimme des Vaters reagiert. Je nachdem, welcher Art die zu erwartende Beeinträchtigung sein wird, wird es wie andere ungeborene Kinder auch bereits im Mutterleib sehr gut hören. Es kann eine ganze Bandbreite von Stimmen wahrnehmen, sowohl hohe Töne als auch tiefe Töne. Wenn die Mutter lacht oder weint, gibt es die unterschiedlichsten Vibrationen in ihrem Körper. Es entstehen dadurch innerhalb der Gebärmutter, in dieser kleinen geschützten Welt des Kindes, in seinem Kosmos, sich beständig wiederholende kleine Bewegungen. Alle Kinder, ganz gleich ob vor oder nach der Geburt, lieben die mütterliche Stimme. Kinderlieder und Kinderreime basieren auf dieser Erkenntnis. Sie wirken beruhigend auf das Kind. Eltern und

Kind können mit dem Singen und Summen ein vertrauensförderndes Alltagsritual finden. Der melodische Aufbau und die sich wiederholenden Reime entsprechen dem kindlichen Wesen und knüpfen an urkindliche Erfahrungen des Hörens im Mutterleib an. Damit wird das kindliche Vertrauen gefördert. Aber auch ohne unser besonderes Zutun hat die Natur hier vorgesorgt. Im Bauch der Mutter gibt es viele Geräusche und damit gibt es auch viele Anregungen für das Baby. Verdauungsgeräusche unterscheiden sich von anderen körperlichen Geräuschen wie zum Beispiel den Tönen der Durchblutung. Das Hören schafft Vertrauen und vermittelt Sicherheit. Untersuchungen belegen, dass ungeborene wie geborene Kinder durch Bewegung Beruhigung erleben und sich ihre Durchblutung und die Herztöne harmonisieren. Die ungeborenen Kinder interagieren wie in einer Art Dialog mit dem mütterlichen Becken und verhalten sich unterschiedlich, je nachdem, ob die Mutter gerade ruhig oder in Bewegung ist. Bauchtanz ist beispielsweise eine hervorragende Bewegungsübung, natürlich ohne die Stampfübungen. Generell ist das Wiegen des Beckens förderlich bei alltäglichen Bewegungen, denn es stärkt die Durchblutung der Gebärmutter und der Plazenta, dem Mutterkuchen. Damit wird mit Alltagsbewegungen eine gute kindliche Versorgung unterstützt und die beste Basis gelegt, dass es sich emotional, sozial, motorisch und kognitiv im Rahmen seiner Möglichkeiten gut entwickeln kann. Erkenntnisse aus der Bindungsforschung zeigen, dass eine gute Mutter-Kind-Bindung allen Kindern eine gute Grundlage für die seelische und körperliche Entwicklung bietet. Dieses Wissen kann von der Mutter als Chance gesehen werden, kann aber auch in einer Schwangerschaft mit einem besonderen Kind als zusätzlicher Druck empfunden werden. Werdende Eltern können sich bereits vorgeburtlich in ihren Gefühlen und Gedanken vorbereiten, um nach der Geburt emotional für ihr hilfebedürftiges Kind bereit zu sein. Einige Frauen berichten von einer gewissen Erleichterung, die sich eingestellt hat, als mit der Diagnose endlich Klarheit eingetreten ist. Erfahrungsgemäß wechseln sich die Gefühle ab und werden widersprüchlich empfunden. Je nach Tagesform und abhängig von zusätzlichen Anstrengungen fällt es mal leichter und mal schwerer, sich mit der Diagnose abzufinden. Die Zeit der restlichen Schwangerschaft ist auch eine Zeit für die werdenden Eltern, die sie nutzen können, um selbst wieder Kraft zu schöpfen und sich selbst etwas Gutes zu tun.

Alles, was stärkt und hilfreich ist, um selbst wieder zur Ruhe zu kommen, soll ausgeschöpft und genutzt werden. Patentrezepte gibt es nicht. Jeder hat seine eigenen Bewältigungsstrategien und persönlichen Kraftquellen, um wieder in die ersehnte Balance zu kommen. Der drängende Wunsch die Eltern-Kind-Bindung zu intensivieren, ist häufig gebremst von der eigenen erlebten Verunsicherung. Das Sicherheitsbedürfnis der Mutter wurde zu sehr erschüttert.

Schwangere Frauen sind oft noch mit den eigenen durchlittenen Ängsten beschäftigt und fühlen sich wie gelähmt. Sie sehnen sich selbst nach einer guten Umsorgung. Deshalb ist die emotionale Fürsorge der werdenden Mutter jetzt vorrangiges Ziel. Die Beachtung der Bedürfnisse der Mutter nach Schutz ist wichtig und bedeutungsvoll. Erst so kann sie ihrem Kind den Schutz geben, den es dringend für seine weitere Entwicklung braucht, um zusätzliche emotionale Störungen zur Fehlbildung zu vermeiden. Die Mutter kann dabei auf ein sehr unterschiedliches und reichhaltiges Angebot zurückgreifen. All jene Dinge, die ihr selbst guttun, kommen schließlich auch ihrem Kind zugute und werden beide stärken. Ob sie im Gespräch das Erlebte reflektieren und verarbeiten möchte oder ob sie lieber mit entspannenden Atemübungen und Massagen neue Kraft tanken möchte, bleibt ihren Vorlieben und Wünschen überlassen.

Ebenso kann sie zwischen individueller Zuwendung und der Teilnahme in einer Gruppe von Frauen mit ähnlichen Erfahrungen auswählen. Entsprechende Kursangebote gibt es in Schwangerschaftsberatungsstellen, Selbsthilfegruppen und Kliniken.

Während der Geburt

Wie in jeder Schwangerschaft weiß man auch in dieser nicht, wie die Geburt verlaufen wird. Sie bleibt bis zu ihrem Eintreten ein Mysterium. In der Fantasie malen sich viele Frauen die Geburt aus, weil sie sich gern schon vorher darauf einstellen möchten, wann und wie was passieren wird. Auch wie die Wehen sich anfühlen werden und wie der persönliche Umgang damit sein wird, bleibt während der Monate der Schwangerschaft ein großes Rätsel. Das gilt ebenso für die Frage, wie lange die Geburt dauern wird. Ob das Kind auf dem natürlichen Geburtsweg geboren wird oder per Kaiserschnitt, welche Narkoseform vorgezogen wird und ob der werdende Vater dabei sein kann und will, dies alles sollten Sie bereits während der Schwangerschaft abklären. Es ist sinnvoll, sich auf beide Möglichkeiten einer Geburt vorzubereiten. In Ihrem Geburtsvorbereitungskurs können Sie sich informieren, was man in der jeweiligen Geburtssituation beachten muss und welche Maßnahmen hilfreich sein können. Bewährte Atemformen und Bewegungen, die man dort lernt, unterstützen den Geburtsprozess und sorgen für eine gute Durchblutung. Bestimmte Geburtspositionen helfen dem Kind auf seinem Geburtsweg. Massagen und Berührungen stärken den Rücken der Mutter und tun darüber hinaus einfach gut. Die wichtigen Informationen zur Geburt dienen der eigenen Sicherheit und Orientierung. Mehr über die Schmerzen zu wissen, ist genauso nützlich, wie zu erfahren, welche Mittel und Wege Erleichterung und Linderung verschaffen, sodass Sie mit Vertrauen in diese unbekannte Situation gehen können. Ihr Partner kann lernen, wie er Sie an Ihrer Seite unterstützen kann.

Auch alle Fragen rund um die erste Lebenszeit können im Geburtsvorbereitungskurs besprochen werden. Unterstützung und Bestärkung sind wohltuend und dienen der eigenen Entlastung. Es gibt sowohl die Möglichkeit, in einer Gruppe an einem Kurs teilzunehmen, als auch sich individuell in Einzelstunden vorzubereiten. Beides ist sinnvoll und hat seine Vorteile, hier sollten Sie nach eigenem Empfinden wählen. Die Teilnahme in einer Gruppe lässt Sie die Verbindung zu anderen Schwangeren und werdenden Vätern erfahren. Gerade während einer belasteten Schwangerschaft ist es angenehm, zu sehen, wie viele Gemeinsamkeiten es bei all den Besonderheiten doch gibt. Körperliches und emotionales Spüren und Erleben spiegelt sich in der Gruppe wider und so kann vielleicht auch die Normalität wieder ein Stück weit zurückkehren. Außerdem geraten werdende Eltern mit einem besonderen Kind auf diese Weise nicht in die Isolation.

Die individuelle Geburtsvorbereitung auf der anderen Seite bietet die Chance, sich ganz persönlich auf die eigene Situation zu beziehen. Es ist möglich, die belastenden Erfahrungen zu reflektieren und dabei sowohl die eigenen Möglichkeiten als auch die persönlichen Grenzen wahrzunehmen und herauszufinden, welche Wege nun gangbar sind und was die eigenen Grenzen übersteigen würde. Mit der ungeteilten Aufmerksamkeit der Kursleiterin kann man nach schweren Erfahrungen mit Entspannungsübungen und Massagen Angst abbauen. Sie können Ihre eigenen Ressourcen entdecken und sich erinnern, welche Bewältigungsstrategien sich in Ihrem persönlichen Leben bereits bewährt haben, als Sie Krisen meistern mussten. Das kann in der aktuellen Phase sehr hilfreich und nützlich sein.

Der Geburtsort

Bei einem schwierigen Start ins Leben ist es unterstützend, sich gute Bedingungen im Umfeld zu schaffen. Dazu gehört die Auswahl der Geburtsklinik mit der besten medizinischen Versorgung für das Neugeborene. Wenn das Kind in vergleichbaren Geburtskliniken ähnlich gut versorgt werden kann, muss die Mutter eine auswählen. Besuchen Sie am besten schon während der Schwangerschaft die Kliniken, sprechen Sie mit den Hebammen, dem Arzt und schauen Sie sich den Kreißsaal an. Hören Sie dabei auf Ihr Gefühl, denn an dem Platz, an dem die Mutter sich wohlfühlt, fühlt sie sich auch sicher. Damit wird ihre Intuition und Geburtskraft gestärkt – eine gute Basis für das große Vorhaben.

Vielleicht ist es bereits jetzt schon absehbar, dass Mutter und Kind voneinander getrennt werden, weil das Kind sofort behandelt werden muss. Wenn zum Beispiel kurze Zeit nach der Geburt eine Operation oder eine Verlegung auf die Intensivstation erforderlich ist, kann es nicht oder leider nur sehr kurz zu einem unmittelbaren Körperkontakt nach der Geburt kommen. Es ist deshalb bereits vor der Geburt sinnvoll, mit dem Klinikpersonal zu besprechen, wie der Kontakt von Mutter und Kind beziehungsweise von Vater und Kind in den ersten Lebenstagen gepflegt und unterstützt werden kann. Damit wird neben dem vorrangigen Bedürfnis nach Nähe auch die Sicherheit der Eltern im Umgang mit ihrem Kind gefördert. Bequeme Sitz- und Ruhemöglichkeiten zum Beispiel auf der Kinderintensivstation ermöglichen es der frischgebackenen Mutter, dort viel Zeit mit ihrem Baby zu verbringen, auch wenn sie sich selbst noch nach der Geburt nach besonderer Ruhe und Schutz sehnt. Einige Kliniken haben bequeme Liegestühle für Wöchnerinnen. Wenn keine Sitzgelegenheiten vorhanden sind, bringen einige Eltern eine bequeme, private Sitzmöglichkeit in die Klinik mit. Wann immer es möglich ist, sollten Mutter und Vater dem Kind Nähe geben. Wenn Eltern mit ihrem Neugeborenen sprechen, es berühren und tragen, stärkt das seine Kräfte. Nicht zuletzt werden damit auch seine Bindungsbereitschaft, das sogenannte *attachment*, an seine Eltern und die Bindungsbereitschaft der Eltern zu ihrem Kind, das sogenannte *bonding*, gefördert.

Komplikationen rund um die Geburt verursachen existenzielle Ängste bei der Mutter, beim Vater und beim Kind. In den ersten Lebenstagen und Lebenswochen ist es wichtig, dass Mütter und Väter alle Unterstützung bekommen, die sie brauchen, um den eigenen Schock zu verarbeiten. Bei zusätzlichen Komplikationen während der Geburt und im Wochenbett sind gute äußere Bedingungen hilfreich und unterstützend für die jungen Eltern, damit sie einen guten Kontakt zu ihrem Kind aufbauen können.

Wählen Sie eine Klinik also so aus, dass Ihnen dies alles gewährleistet werden kann.

Es ist möglich, sich nach der Geburt von einer Nachsorgehebamme betreuen zu lassen. Sie bietet ambulante Hilfe an und kommt auch nach Hause. Sie leistet Unterstützung beim Stillen sowie bei anderen Fragen zum Kind und zum Wochenbett, denn bei einem schwierigen Lebensstart brauchen Mutter und Kind dringend einen besonderen Schutz. Das fördert die Entwicklung der eigenen selbstregulatorischen Kräfte und trägt so zur Stärkung beider bei.

Besonders in einer schwierigen Lage bevorzugen immer mehr Frauen, sich während der Geburt zusätzlich zum Partner von einer Doula begleiten zu lassen. Das Wort *Doula* kommt aus dem griechischen und heißt so viel wie »betreuen«. Eine Doula ist eine von der *Gesellschaft für Geburtsvorbereitung* (GfG) ausgebildete Geburtsvorbereiterin mit einer speziellen Zusatzausbildung zur Geburtsbegleitung. Die Doula begleitet Frauen vor, während und nach der Geburt. Sie gibt der werdenden Mutter während der ganzen Geburt emotionalen Beistand, unterstützt sie professionell bei der Geburtsatmung und gibt den Frauen während der Geburt wehenerleichternde Massagen. Die Hebamme und die Doula helfen der werdenden Mutter aus ihrer jeweiligen beruflichen Sicht und Kompetenz. Eine Doula ersetzt weder die Hebamme noch den Geburtshelfer, das heißt, sie übernimmt keine medizinische Funktion und kann sich daher ganz auf die Bedürfnisse der Frau konzentrieren. Bereits in der Schwangerschaft lernen sich die Doula, die schwangere Frau und ihr Partner kennen und sie bereiten sich gemeinsam auf die Geburt vor. Während der Wehen wird die Frau von ihrer Doula ohne wechselnden Schichtdienst begleitet und betreut. Auch nach der Geburt ist die Doula eine Ansprechpartnerin für die junge Familie. Das Geburtserlebnis kann noch einmal gemeinsam erinnert und aufgearbeitet werden. Durch diese Kontinuität können bei der werdenden Mutter Ängste abgebaut werden und es wird mehr Vertrauen und Zuversicht im Hinblick auf die Geburt entwickelt. Stress und Anspannung werden vermieden und die Gebärende kann sich ganz der Geburt hingeben. Auch der werdende Vater profitiert von dieser Unterstützung, da er in einer für ihn unbekannten und vielleicht beängstigenden Situation nicht allein für seine Partnerin da sein muss. Wenn Sie diese Hilfe in Anspruch nehmen wollen, sollten Sie sich frühzeitig darum kümmern. Sie finden im Internet unter www.gfg-bv.de Adressen von Doulas in Ihrer Nähe. In den Treffen während der Schwangerschaft kann sich dann bereits Vertrauen entwickeln, das dem Geburtsverlauf zugute kommt. Auch werdende Väter sind während der Geburt durch diese Form der Begleitung besser unterstützt. Sie fühlen sich in dieser verunsichernden und bedrohlichen Situation wohler, weil jemand Erfahrenes ihrer Frau beisteht. Besonders bei zu erwartenden Komplikationen ist die Suche nach Geborgenheit und Sicherheit wichtig. Die Begleitung einer Doula kann helfen, die Übergänge entsprechend zu gestalten. Sie ist Stütze und gibt Rückendeckung, damit sich auch unter schwierigen und belastenden Umständen neue Handlungsspielräume eröffnen können.

Achten Sie außerdem darauf, sich in den ersten Wochen nach der Geburt besonders zu schonen. Sie haben sogar Anspruch auf eine Haushaltshilfe, die Ihnen die Krankenkasse bezahlt. Die entsprechenden Bescheinigungen können Sie sich bei Ihrem Arzt besorgen.

Vorsorgen und Fördern im ersten Lebensjahr

Eltern überlegen schon während der Schwangerschaft, was auf sie zukommt, wenn ihr Kind da ist, und welche besonderen Vorbereitungen zu treffen sind. Wenn Ihr Kind zum Beispiel mit Down-Syndrom geboren wird, ist es sinnvoll, nachdem die Diagnose vom Kinderarzt abgeklärt wurde, mit einer geeigneten Frühförderung zu beginnen. Je nachdem, wie oft es Ihr Kind braucht, kann beispielsweise einmal wöchentlich Krankengymnastik stattfinden. Im Sozialgesetzbuch ist diese frühe Hilfe gesetzlich verankert und kostenfrei. Verschiedene Einrichtungen bieten diese Hilfen an, entweder in einem medizinischen Zentrum, in kirchlichen Einrichtungen oder in der Lebenshilfe als freier Träger.

Außer mit den gesetzlichen Krankenversicherungen können Sie Probleme mit den privaten Versicherungen bekommen, beispielsweise Haftpflicht- oder Unfallversicherung, da private Versicherungen manchmal die Aufnahme von Menschen mit Behinderungen ablehnen können. Ihr Kind hat ein Anrecht auf einen Behindertenausweis, der vom Kinderarzt und dem Versorgungsamt ausgestellt wird. Damit sind finanzielle Erleichterungen verbunden, sie sind steuerlicher Art oder beziehen sich auf die kostenfreie Benutzung von öffentlichen Verkehrsmitteln. Manche Eltern zögern, einen Ausweis zu beantragen, weil sie befürchten, dass dies auch bei einer optimalen Entwicklung ihres Kindes ein Stigma manifestiert. Vielleicht verbirgt sich dahinter aber auch die eigene Scheu, die Realität anzuerkennen? Der größte deutsche Sozialverband VdK vertritt die Interessen von Menschen mit Behinderungen und kann über Versicherungen informieren und über Rechtsansprüche aufklären. Unter www.vdk.de ist der jeweilige Landesverband in Ihrer Nähe zu ermitteln. Viele Selbsthilfegruppen geben zudem Informationen und Erfahrungen weiter, die helfen können, die Probleme des Alltags zu lösen.

Selbsthilfegruppen als Kompetenzzentren

In Ergänzung zur medizinischen Betreuung schließen sich Menschen mit gleichen oder ähnlichen Schicksalen gern in Selbsthilfegruppen zusammen und stehen sich dann gegenseitig in vielen Fragen und Sorgen des Alltags mit Rat und Tat zur Seite. Lebenspraktische Erfahrungen werden ausgetauscht, Tipps weitergegeben, Vorträge und Diskussionen zu interessanten Themen veranstaltet, und oftmals steht auch ein Adressenpool für notwendige Spezialisten zur Verfügung. Ehrenamtlich tätige Menschen arbeiten in regionalen Gruppen vor Ort und sind oftmals bundesweit vernetzt. Als Interessensvertretung kämpfen sie um Hilfen finanzieller Art und oft auch um gesellschaftliche Anerkennung ihrer Angehörigen.

Manche fürchten die Höhe der Anzahl von Menschen mit Schicksalsschlägen, die dort anzutreffen sind, oder haben Angst, dort von ihren Gefühlen überflutet zu werden. Wenn es Ihnen so geht, informieren Sie sich vorab, beispielsweise über Themen, die an bestimmten Abenden besprochen werden, und machen Sie Ihre Entscheidung, dort hinzugehen oder nicht, zunächst davon abhängig. Schon daraus können einzelne Kontakte zustande kommen, die sich vielleicht vertiefen lassen. Selbsthilfegruppen sind Kompetenzzentren und Interessenvertretungen ihrer Mitglieder. Mangels finanzieller Mittel lassen sich manche Gruppen von Pharmafirmen sponsern. Dadurch ergeben sich für die Mitglieder zwar Vorteile, wenn Tagungen oder die Herstellung von Broschüren unterstützt werden, aber sie büßen manchmal eine unabhängige Sichtweise ein, wenn es zum Beispiel um Fragen zu bestimmten Medikamenten geht.

Wenn sich beide Partner für eine Annahme des Kindes ausgesprochen haben, kann die gemeinsame Erfahrung der zurückliegenden schweren Zeit den Zusammenhalt für die Zukunft entscheidend stärken. Es braucht Vertrauen, gegenseitigen Beistand und praktische Lösungsmöglichkeiten, um den Alltag zu meistern. Besonders in der Familie und im Freundeskreis sind die werdenden Eltern auf Zustimmung und Unterstützung auf ihrem »Sonderweg« angewiesen. Aber haben nicht alle werdenden Eltern Fragen, wie das Leben mit ihrem Kind wird, und machen sich nicht alle Sorgen irgendeiner Art?

Die Behinderung eines Kindes verändert das Leben einschneidend. Es ist in vielerlei Hinsicht anstrengend und schmerzvoll. Aber es bereichert das Leben auch ungemein, denn es birgt die Möglichkeit für ganz neue Erfahrungen, tiefe Empfindungen und Reife in sich. Beide Seiten gehören untrennbar zusammen: Die Traurigkeit über die Behinderung des Kindes, aber auch das Glück und die Freude an ihm. Schlussendlich zählt allein, dass man der Überlegung »wie-wäre-es-wenn-alles-anders-wäre« gelassen gegenüberstehen kann.

Fazit: Die Gratwanderung meistern

Heutzutage entscheiden sich immer mehr Frauen etwas später, als es früher üblich war, ihre Kinder zu bekommen. Viele Frauen sind bei ihrer ersten Schwangerschaft 35 Jahre und älter. Mit zunehmendem Alter der Mutter steigt auch das Risiko für Chromosomenabweichungen beim Ungeborenen. Parallel zu dieser Altersverschiebung haben sich die vorgeburtlichen Diagnosemöglichkeiten mit der Pränataldiagnostik in den letzten Jahren rasant entwickelt und sind heute sehr ausdifferenziert und auf hohem Niveau. Nach den Richtlinien der Bundesärztekammer (BÄK) ist das Ziel der Pränataldiagnostik Krankheiten und Krankheitsdispositionen zu erkennen. Dies soll Befürchtungen und Ängste schwangerer Frauen abbauen und sie bei der Entscheidung zur Fortsetzung der Schwangerschaft oder bei der Entscheidung für einen Schwangerschaftsabbruch unterstützen.

Angenommen, Sie wissen erst seit Kurzem, dass Sie schwanger sind und freuen sich sehr auf Ihr Wunschkind. Nun beginnt eine neue Lebensphase und Sie möchten nichts außen vor lassen, was dem guten Fortgang der Schwangerschaft nützten könnte. Dafür kann die Pränataldiagnostik das geeignete Mittel sein. Die Untersuchungen sind zeitgemäß, und, obwohl unangenehme Nebenwirkungen allgemein bekannt sind, gibt es doch viele Fälle, in denen die Vorteile der Diagnoseverfahren überwiegen. Werdende Eltern sind beruhigter, gegebenenfalls ergeben sich frühe Heilungschancen für ihr kleines Kind und unter Umständen besteht die Entscheidungsmöglichkeit über die weitere Schwangerschaft.

Allerdings sind sich nach einigen Jahren der Erfahrung mit diesen relativ neuen Untersuchungsmethoden sowohl betroffene Frauen und ihre Partner als auch Vertreter der Berufsgruppen, die sich professionell für schwangere Frauen engagieren, wie Gynäkologen, Hebammen, Geburtsvorbereiterinnen und Beraterinnen aus der psychosozialen Beratung, einig, dass die Inanspruchnahme von vorgeburtlicher Diagnostik sehr differenziert zu betrachten und auf die jeweilige persönliche Situation abzustimmen ist. Nach unseren Erkenntnissen gibt es keine allgemeingültigen Maßstäbe, die für alle werdenden Eltern stimmen. Jeder muss sich seine eigene Meinung und Haltung dazu bilden. Die Ursache dafür liegt in der Methode selbst begründet. Erfahrungsgemäß führt die Pränataldiagnostik zu einer Art Gratwanderung zwischen einerseits ungeahnten Möglichkeiten für Mutter und Kind und kann andererseits aber auch Zweifel, Risiken und Nebenwirkungen auslösen. Hinterfragen Sie deshalb die Diagnoseverfahren, damit Ihr Glück nicht durch den Risikoblick verstellt wird, denn leider können werdende Eltern durch Untersuchungsergebnisse unversehens in schwere Entscheidungskonflikte geraten. Die Vielschichtigkeit der vorgeburtlichen Diagnoseverfahren setzt informierte werdende Eltern voraus, die bewusst und überzeugt einen eigenen Weg durch die vielfältigen Untersuchungsmöglichkeiten wählen. Sie entscheiden vor dem Hintergrund Ihrer persönlichen Lebenssituation, welchen individuellen Nutzen Sie aus den jeweiligen Untersuchungen ziehen. Es ist ratsam, bereits vor pränataldiagnostischen Untersuchungen zu überdenken, zu welchen Handlungskonsequenzen die jeweiligen gewonnenen Informationen führen können. Stellen Sie sich die Schlüsselfrage bereits vor den Untersuchungen. Wie würden Sie mit den möglichen Untersuchungsergebnissen umgehen können? Die Antwort könnte das entscheidende Kriterium für oder gegen die Inanspruchnahme von invasiven Untersuchungen sein.

Wenn Sie sich für pränataldiagnostische Untersuchungen entscheiden, sollten Sie diese unbedingt in Verbindung mit einer umfassenden Beratung in Anspruch nehmen, um für alle Situationen rund um die Untersuchungen gut vorbereitet und begleitet zu sein. Dies beinhaltet sowohl die medizinische Beratung durch Ihren behandelnden Frauenarzt als auch die psychosoziale Beratung zur Pränataldiagnostik. Beide Beratungsangebote stehen Ihnen während des gesamten pränataldiagnostischen Prozesses zur Verfügung und werden Sie bei all Ihren Entscheidungen unterstützen. Wenn Sie sich bereits frühzeitig informieren, beraten und das Wissen in Einklang mit Ihren Bedürfnissen bringen, werden Sie zu der individuell richtigen Entscheidung finden und eine verantwortungsvolle und gute Lösung finden.

Anhang

Literatur

Baldus, Marion: *Von der Diagnose zur Entscheidung*. Bad Heilbrunn 2006

Bosch, Alexandra: *Eigentlich unsere Kinder. Wie Mütter und Väter den frühen Verlust ihrer Kinder erleben*. Maximilian Projekt Erfahrungsberichte. Baden Baden 2004

Canacakis, Jorgos: *Ich sehe deine Tränen*. Zürich 1987

Kast, Verena: *Trauern – Phasen und Chancen des psychischen Prozesses*. Stuttgart 1982

Lothrop, Hannah: *Gute Hoffnung – jähes Ende*. München 1995

Rhode, A., Woopen, C.: *Psychosoziale Beratung im Kontext von Pränataldiagnostik*. Köln 2007

Stommel-Hesseler, Doris: *In mir ist Freude*. Ruppichteroth 2008

Untersuchungen zur Früherkennung – Für Schwangere, Nutzen und Risiken. Stiftung Warentest, Berlin 2007

Weigert, Vivian: *Bekommen wir ein gesundes Baby? Was Sie über Pränataldiagnostik wissen sollten*. München 2006

Wessel, Lutz; in: Bosch, Alexandra: *Eigentlich unsere Kinder. Wie Mütter und Väter den frühen Verlust ihrer Kinder erleben*. Maximilian Projekt Erfahrungsberichte. Baden Baden 2007.

Wüstner, Kerstin: *Genetische Beratung, Risiken und Chancen*. Bonn 2000

Adressen und Links

Psychosoziale Beratung zur Pränataldiagnostik

Beratungsstelle für Natürliche
Geburt und Eltern-Sein e.V.
Fachstelle Beratung zu
Pränataldiagnostik
Häberlstr.17
80337 München
Tel. 089-550 678 14
www.haeberlstrasse-17.de

CARA e.V. Kritische Beratungsstelle zur vorgeburtlichen Diagnostik
Große Johannisstraße 110
28199 Bremen
Tel. 0421-591154
www.cara-beratungsstelle.de

Frauengesundheitszentren,
Bundesverband der Frauengesundheitszentren e.V.,
Kasseler Str. 1a
60486 Frankfurt/Main
Tel. 069-36 60 92 17
www.frauengesundheitszentren.
de

PUA (Pränatale Untersuchung
und Aufklärung)
Heilbronnerstraße 180
70191 Stuttgart
Tel. 0711-156534
www.diakonie-wuerttemberg.de

ISIS – Zentrum für Schwangerschaft, Geburt und Elternschaft
e.V., Göttingen
Groner-Tor- Straße 12
37073 Göttingen
Tel. 0551-48 58 28
www.isis-goettingen.de

Schwangerenberatung im IRIS-
Regenbogenzentrum
Schleiermacherstr. 39
06114 Halle/Saale
Tel. 0345-52 112 32
www.irisfamilienzentrum.de

Zentrum für Schwangerschaft,
Geburt und Leben mit Kindern
Zollergasse 37
1070 Wien
Tel. 01-523 17 11
www.nanaya.at

apella, Telefon- und
Online-Beratung
Postfach 1164
8026 Zürich
Tel. 01-2730660
www.appella.ch

Schwangerschaftsberatungsstellen

Donum vitae e.V.
Breite Straße 27
53111 Bonn
Tel. 0228-3867343
www.donumvitae.org

Evangelische Konferenz für Fami-
lien-und Lebensberatung e.V.
Ziegelstr. 30
10117 Berlin
Tel. 030-28 30 39-27
www.ekful.de

pro familia, Deutsche
Gesellschaft für Familienplanung,
Sexualpädagogik und Sexualbe-
ratung e.V.
Bundesverband,

Stresemannallee 3
60596 Frankfurt/Main
Tel. 069-639002
www.profamilia.de

Sozialdienst katholischer
Frauen e.V.
Agnes –Neuhaus-Straße 5
44135 Dortmund
Tel.0231-557926-0
www.skf-zentrale.de

Arbeiterwohlfahrt
Bundesverband e.V.
Blücherstraße 62/63
10961 Berlin
Tel. 030-26309-0
www.awo.org

Hebammenbetreuung

Bund Deutscher Hebammen e.V.
(BDH),
Gartenstraße 26
76133 Karlsruhe
Tel. 0721-98189-0
www.bdh.de

Bund freiberuflicher Hebammen
Deutschlands e.V. (BfHD)
Kasselerstr.1a
60486 Frankfurt
Tel. 069-79534971
www.bdh.de

Gesellschaft für Geburts-
vorbereitung Familienbildung
und Frauengesundheit
Bundesverband e.V.
Ebersstr. 68 (Seiteneingang)
10827 Berlin
Tel. 030-45 02 69 20
www.gfg-bv.de

Hebammenpraxis
Geburtshaus Nussdorf
Heiligenstädterstr. 217
1190 Wien
Tel. 0676-518 488 1
www.hebamme.at

Schweizerischer
Hebammenverband
Rosenweg 25c
3000 Bern
Tel. 031-332 63 40
www.hebamme.ch

Doula

GfG – Doula® c/o Gesellschaft
für Geburtsvorbereitung
Familienbildung und Frauenge-
sundheit
Bundesverband e.V. Ebersstr. 68
(Seiteneingang)
10827 Berlin
Email: gfg@gfg-bv.de
Telefon: 030-45 02 69 20
www.gfg-bv.de

Eltern-Kind-Zentrum Graz
Bergmanngasse 10
8010 Graz
Tel. 0316-378140
www.ekiz-graz.at

www.doula.ch
Kontaktformulare können
angefordert werden unter:
Tel. 0844-789 123 oder
info@doula-geburtsbegleitung.ch

Humangenetische Beratung und Informationen

Gen-ethisches
Netzwerk
Brunnenstraße 4
10119 Berlin
Te.030-6857073
www.gen-ethisches-netzwerk.de

Berufsverband deutscher
Humangenetiker
Linienstraße 127
10115 Berlin
Tel.030-55954411
www.hgqn.org

Unterstützung bei Behinderungen

Arbeitsgemeinschaft Spina bifida
und Hydrocephalus e.V. (ASbH)
Münstererstraße 13
4415 Dortmund
Tel. 0231-861050-0
www.asbh.de

Bundesverband für Körper- und
Mehrfachbehinderte e.V.
Brehmstraße 5-7
40239 Düsseldorf
Tel. 0211-64004-10
www.netzwerk-praenataldiag-
nostik.de

Deutsches Down-Syndrom
InfoCenter
Hammerhöhe 3
91207 Lauf an der Pegnitz
Tel.09123-982121
www.ds-infocenter.de

Kindernetzwerk e.V.
Für kranke und behinderte
Kinder und Jugendliche in der
Gesellschaft
Hanauerstr.15
63739 Aschaffenburg
Tel. 01805-213739
www.kindernetz-werk.de

Deutsche Klinefelter-Syndrom
Vereinigung e.V.
Markusweg 4
93167 Falkenstein
Tel. 09462-5673
www.klinefelter.org

Leona e.V.
Auf dem Klei 2
44263 Dortmund
Tel. 0231-4271736
www.leona-ev.de

Mukoviszidose e.V. –
Bundesverband Selbsthilfe bei
Cystischer Fibrose (CF)
In den Dauen 6
53117 Bonn
Tel. 0228-9 87 80-0
www.muko.info.de

Turner-Syndrom-Vereinigung
Deutschland e.V.
Ringstr.18
53809 Ruppichteroth
Tel. 02247-759750
www.turner-syndrom.de

Netzwerk gegen Selektion
durch Pränataldiagnostik
Bundesverband für Körper-und
Mehrfachbehinderte e.V.
Brehmstraße 5-7
40239 Düsseldorf
Tel. 0211-64004-0
www.bvkm.de

Ohrenkuss-Redaktion:
Ohrenkuss … da rein, da raus.
Das Magazin. Gemacht von
Menschen mit Down-Syndrom

Redaktion und Bestelladresse:
Buschstraße 22
D-53113 Bonn
Tel. 0228-386 23 54,
www.ohrenkuss.de

Adressen für Eltern, die ihr Kind verloren haben

Bundesverband Verwaiste Eltern
in Deutschland e.V.
Dieskauerstraße 43
04229 Leipzig
Tel. 0341-9468884
www.veid.de

Die Schmetterlingskinder
Frauenworte e.V.
Hauptstraße 21
99897 Tambach – Dietharz
Tel. 036252-46472
www.schmetterlings-kinder.de

Initiative Glücklose
Schwangerschaft e.V.
Westring 100
33378 Rheda-Wiedenbrück
Tel. 05242-35297
www.initiative-regenbogen.de

Verein Regenbogen Österreich
www.glueckloseschwanger-
schaft.at

Verein Regenbogen Schweiz
www.verein-regenbogen.ch

Zum Anschauen

Katja Baumgarten:
Mein kleines Kind
(ein persönlicher
Dokumentarfilm) 2001
www.meinkleineskind.de

Silvia Matthies: *Lily und Marie.*
Leben mit behinderten Kindern.
BR 2005
www.silvia-matthies.de

Register

Über die Autorinnen

Roswitha Schwab, geboren 1943, ist Sozialpädagogin FH und Familien-therapeutin. 1995 gründete sie innerhalb der Münchner *Beratungsstelle für Natürliche Geburt e. V.* die *Fachstelle für psychosoziale Beratung zu Pränataldiagnostik*. Diese ist ein bundesweit einzigartiges Projekt, aus-gezeichnet mit dem Münchner *Anita Augspurg Preis*, in dem Frauen und Paare vor, während und nach der pränatalen Diagnostik beraten, beglei-tet und unterstützt werden. Neben ihrer beratenden Tätigkeit gibt die Autorin deutschlandweit Seminare und Fortbildungen zum Thema Schwangerschaft und Pränataldiagnostik.

Roswitha Schwab hat drei Söhne und lebt in der Nähe von Mün-chen.

Ulrike Walburg, geboren 1958, ist Sozialpädagogin mit dem Schwer-punkt Medizin und Geburtsvorbereiterin. Seit über 25 Jahren bietet sie in der *Beratungsstelle für Natürliche Geburt e. V.* in München Geburts-vor- und Nachbereitungskurse an. Seit 1998 arbeitet sie auch in der dort ansässigen *Fachstelle für psychosoziale Beratung zu Pränataldiag-nostik*. Ihr besonderes Engagement liegt in der Integration von behin-derten Kindern von Geburt an. Außerdem leitet die Autorin bundes-weit Seminarreihen zu Themen der Pränataldiagnostik. Darüber hinaus lehrt sie als Dozentin an der *Fachakademie für Sozialpädagogik* in München.

Ulrike Walburg lebt mit ihrem Mann und drei Töchtern in der Nähe von Augsburg.